養生經典系列

《黃帝內經》

中國現存最早的醫學典籍

養生寶典

錢超塵 主編
姚春鵬 評注

天健出版

目錄

前言 004

素問

上古天真論 022
四氣調神大論 052
生氣通天論 076
金匱真言論 112
陰陽應象大論 128
靈蘭秘典論 174
五臟生成 181
移精變氣論 192
湯液醪醴論 199

靈樞

壽夭剛柔 268
本神 278
終始 288
營衛生會 293
決氣 298
陰陽清濁 303
五變 309
本臟 313
天年 317

經脈別論 206
臟氣法時論 209
宣明五氣 212
寶命全形論 215
八正神明論 224
熱論 236
腹中論 239
五常政大論 242
疏五過論 251
五味 324
五味論 331
邪客 337
附錄：《內經》養生名言 346

【前言】

《黃帝內經》簡稱《內經》，包括《素問》和《靈樞》兩部分，各十八卷、八十一篇，共計一百六十二篇。《黃帝內經》之名最早見於《漢書·藝文志·方技略》。該書以黃帝和岐伯等人對話的形式寫成，作者似乎就是黃帝和岐伯等人；但正如《淮南子·修務訓》所云：「世俗之人，多尊古而賤今，故為道者必託之於神農、黃帝，而後能入說。」所以黃帝、岐伯等顯係託名。關於《內經》作者，除少數醫家如張景嶽等篤信為黃帝外，多數學者認為非一人所作而是集體、多人長期努力的結晶。其成書時間大約從春秋戰國至兩漢之間。說成書，嚴格地講並不準確。因為《內經》規模宏大，全書約十八萬字左右，包含的內容十分豐富，從《內經》文本可以看出其中明顯包含不同學派的思想主張。《內經》也不是初創之作，顯然是經過編纂的作品，這可以從《內經》的篇卷數窺其一二。《素問》、《靈樞》各十八卷八十一篇的編輯體例是古人重數思維的結果。根據《內經》的觀點：「天地之至數，始於一，而終於九焉。」「九」為數之極，「十八」和「八十一」各包含兩個「九」和九個「九」。《內經》的篇章之間長短差別很大，有的文章很長，而有的文章很短，且有重複之處，顯然是為了湊足八十一篇之數造成的；所以在一定意義上，《內經》並不是一部書，而是多部書的彙集，說《內經》成書並不準確，說成編更準確些。

《內經》成編後，《素問》和《靈樞》既有同時傳世者，也曾分別流傳。張仲景寫作《傷寒雜病論》時曾參照過《素問》和《九卷》。《九卷》即《靈樞》。晉人皇甫謐撰《針灸甲乙經》則幾乎輯錄了《素問》和《九卷》的全部文字。現在可見到的最早注本是唐代王冰的《重廣補注黃帝內經素問》，但其原書也已亡佚，現在能夠見到的版本經宋人林億和高保衡整理過，被稱為《次注》。到明清時期，為《素問》作注的較多，著名的有馬蒔的《黃帝內經素問注證發微》、吳崑的《吳注黃帝內經素問》、張志聰的《黃帝內經素問集注》、高世栻的《素問直解》等。《靈樞》歷史上一直以《九卷》之名流傳。至宋代史崧始以「家藏舊本《靈樞》九卷」「參對諸書」整理成《靈樞》的定本，稱為《黃帝內經靈樞經》，流傳至今，馬蒔的《黃帝內經靈樞注證發微》是《靈樞》最早的注釋本。把《素問》和《靈樞》合編注釋的有明代張景嶽的《類經》。

《黃帝內經》是中國現存最早的醫學典籍，但其內容又不僅限於醫學，而與中國古代的哲學、天文、地理等學科密切相關，是一部關於哲學和自然科學的綜合著作。這樣的表述還是站在現代學術視野下的一種看法。因為根據《內經》天人相應的理念，人與四時陰陽、天地萬物是不能分割的一個整體，所以談到人的問題，談論健康與疾病必然要聯繫到四時陰陽、天地萬物。這些內容從今天的角度看就是自然科學和哲學的內容。即使醫學這個概念用於《內經》，也有著與今天的醫學不完全相同的內涵。今天的醫學主要是指以治療和預防疾病為目的，包括理論科學和實踐技術為一體，以理論為基礎、技術為旨歸的學術體系；而中醫學雖然從表面上看也是以治療和預防疾病為目的，但其理論（道）和技術（藝）與現代醫學完全不同，中醫學是道藝合一，以道為旨歸的學術體系。中醫的學術重心在於養生，西醫的學術重心在於治病。二者學術旨趣的差異蓋源於其背後世界觀、價值觀的差異。按照古人的說法中醫不稱「醫學」而稱「醫道」。我們打開《黃帝內經》會發現，《內經》不像西醫《內科學》或者其他學科那樣在談論具體的某種病的病因是什麼，是如何發生的，怎麼診斷和治療，而是漫談天文、地理、人事，精氣、形神，陰陽、五行等等宏大的話題，初讀者往往感到漫無邊際，難以把握。這正是中醫與西醫的不同和獨特之處。

《黃帝內經》一百六十二篇，涵蓋了攝生、陰陽、五行、藏象、經絡、色脈、疾病、治則、病因、病機、針刺、運氣等中醫體系的主要內容。由於本書以討論《黃帝內經》的養生學為主，僅對與《內經》養生學思想體系有關的內容作一概要地介紹，以便讀者理解，其他部分則略而不議。

養生也叫「攝生」。「養生」一詞出現在儒家文獻，較早當屬孟子。但是孟子的養生概念與我們的理解有差異，孟子「養生」、「送死」連用，指的是奉養活著的父母或未成年的子女。荀子的養生概念則是保養生命的意思。在道家文獻中，《管子》、《莊子》中都出現了「養生」一詞，而且《莊子》有專論養生的《養生主》一文。在《內經》中，「養生」一詞見於三篇，出現四次。攝生，最早見於《老子》：「蓋聞善攝生者，陸行不遇兕虎，入軍不被甲兵。兕無所投其角，虎無所用其爪，兵無所容其刃。夫何故？以其無死地。」（《老子．五十章》）「攝生」與「養生」意思基本是一樣的，但「攝生」給人以一種更積極主動的緊張感，這從「攝」字的意思和老子關於攝生的論述中可以感覺出來；而養生則給人一種舒緩、從容的柔和感。在養生實踐中這兩種意識都是需要的，前一種狀態是特殊情況下的需要，後一種狀態是在一般情形下的要求。由於人的生命可以分為「形」與「神」兩個大的方面，所以無論養生方法有多少種，養生的基本內涵都包括養形和養神兩方面。

從先秦儒道及各家文獻中都出現「養生」、「攝生」的概念，可以推知先秦諸子百家都非常重視養生，對養生的關注成為中國文化的一大特色，這在與其他民族文化如西方文化的比較中更容易發現。養生學何以超越了醫學領域成為中國傳統文化普遍關注的對象？這與中國古代獨特的世界觀、生命觀有關，是中國古代哲學理念的邏輯要求。

中國古代之所以有著豐富的養生學理論與實踐，決定於古人對生命的獨特認識。古人認為整個世界就是一個生生不息的大生命體，世界的本性就是生。「生」，為象形字，《說文解字》云：「生，進也。象草木生出土上，凡生之屬，皆從生。」《易傳》說：「天地之大德曰生。」「生生之謂易。」天地最大的美德就是生化萬物。人與動植萬類的生生不息正是天地大德的體現，生也是天地之仁的體現。《易傳》說：「立天之道，曰陰與陽；立地之道，曰柔與剛；立人之道，曰仁與義。」陰陽、柔剛、仁義雖然分屬於天、地、人，但天、地、人又是相互聯繫的，所以古人認為天道也有仁義。天地萬物的生生不息就是天道之仁的生動體現。古人把包括天地萬物和人在內的整個自然界看成是一個大生命體，也就是說古人視世界是生命的存在、有情的存在。所以很多學者認為中國哲學屬於生命哲學或生態哲學。把包括人在內的天地萬物看成是一個有情的大生命體，就為合理地處理人與自然萬物的關係確立了溫情主義的基調。張載在《西銘》中把乾坤天地看成父母，把人們看成自己的同胞，把萬物看成自己的朋友。程顥持「仁者混然與物同體」，王陽明也持「以天地萬物為一體」的基本價值理念。既然乾坤天地以生生為大德，那麼保養好自己乃至萬物的生命就是作為萬物之靈的人類的使命和責任。《中庸》說：「唯天下至誠，為能盡其性；能盡其性，則能盡人之性；能盡人之性，則能盡物之性；能盡物之性，則可以贊天地之化育；可以贊天地之化育，則可以與天地參矣。」而養生就是「盡性」的主要手段。所以說，中國文化內在地包含著養生學。

《內經》是醫學養生學的淵藪，為了便於讀者能夠準確地理解和完整地把握《內經》養生學，我們對《內經》養生學的哲學基礎和養生原則作一簡單介紹。

一、「氣化萬物」，「陰陽四時為萬物之本」的世界觀。不同時代、不同地域的民族在各自地理環境所決定的特定生活方式影響下，在與自然界漫長的交往中都形成了各自不同的獨特的哲學世界觀體系。如古希臘哲學有柏拉圖理念論的世界觀、德謨克利特的原子論世界觀，到了後來，基督教又形成了上帝創世的神學世界觀等等；而在古代中國則形成了以氣化萬物佔統治地位的氣論世界觀。在古代中國也曾經出現過如郭店楚簡所展示的「太一生水」的水論世界觀，不過後來為氣論世界觀所吸收融合。氣論世界觀是為儒、道、醫等大多數古代思想流派所共同認同的。氣論世界觀認為萬物由氣化生，萬物消亡又復歸於氣。具體說來，整個宇宙為無始無終、無邊無際的氣或元氣充滿，氣具有不斷地運動的本性。由於氣的運動，其中清輕的部分上升形成天，天為陽氣；其中重濁的部分下降形成地，地為陰氣，即所謂的「清陽為天，濁陰為地」。天地形成後，天氣下降，地氣上升，天地之氣交合而生成萬物。天地之氣也就是陰陽二氣，陰陽二氣進而分化為少陽、太陽、少陰、太陰四氣，表現在自然界就是四時。另一說是陰陽二氣化生為五行之氣，「陽變陰合而生水火木金土」，即在太少陰陽之上加上中土為五行。陰陽五行四時為世界的基本規律，決定著萬物的生長化收藏。《內經》說：「陰陽者，天地之道也，萬物之綱紀，變化之父母，生殺之本始，神明之府也。」又說：「夫四時陰陽者，萬物之根本也。所以聖人春夏養陽，秋冬養陰，以從其根。逆其根，則伐其本，壞其真矣。故陰陽四時者，萬物之終始也，死生之本也。」包括人在內的萬物以陰陽四時作為自己存在的根本，在生長化收的天地之間沉浮循環，展開自己的生命歷程。

二、「精氣神」的生命觀。中國古代哲學認為萬物都是形氣合一的統一體。氣來源於天，形來源於地，天氣地形的結合就形成了萬物。人作為萬物之一，也是形氣合一的統一體。《內經》說：「人以天地之氣生，四時之法成。」但人作為萬物之靈，其生命要素不僅是形氣，還有精神，人是精氣神形的統一體。形為人的生命依託，精氣神為生命活動的本質。《內經》說：「天之在我者，德也；地之在我者，氣也；德流氣薄而生者也。」這裡的德就包括精、氣、神。精，為生命活動的物質基礎；氣，為生命活動的動力；神，為生命活動的主宰和外在表現。精化氣，氣化神；神對精氣有統攝作用，氣也能促進精的生成，精氣神之間是一種複雜的交互關係，由此而展開複雜的生命活動。

三、「恬淡虛無」的價值觀。人作為具有自我意識的主體，在面對包括自己的精神和肉體在內的全部世界的時候總會做出對於自己有用還是無用、有利還是有害的判斷，這就是價值問題，這種判斷就是價值判斷；人們對價值問題所持有的基本觀點就是價值觀。不同的人、不同的民族、不同的學派都有不同的價值觀。《內經》的價值觀與老莊道家的價值觀是完全一致的。雖然世界上的事物萬萬千千，但大致可以分為物質的或精神的，外在的或內在的兩大類。有人把外在的、物質的價值看成是人生的終極價值。如有人拼命追求名利富貴這些外在的物質的價值，有人則把內在的精神的價值看成是終極價值，而外在的物質的價值僅僅是服務於終極價值的手段價值。老莊道家認為「道」是創生天地萬物的本源。道是永恆的，萬物是短暫的；道具有虛無、清靜、無為、柔弱、不爭等等本性，人作為萬物之靈，應該效法追求道的恬淡虛無，清靜無為。外在的萬物僅僅是滿足生存的手段，不是人生追求的終極目標。提升自我內在的精神價值，達到與道合同的境界，這就是老莊道家也是《內經》養生學的價值觀。

四、「由微而著」的疾病發生觀。養生的目的是追求身心健康，形神合一，以實現個人自我的全面發展，用《中庸》的話說就是「盡性」，使天賦予人的內在本性完全地展現出來。實現這一目標的最大障礙就是疾病，避免疾病的發生就是養生學的主要任務之一。中國古代先哲認為任何事物的發生都是由細微的量的積累逐漸發展而來的，而不是突然發生的。俗話說：「冰凍三尺，非一日之寒。」《周易》說：「履霜，堅冰至。」某些看似突然發生的現象，其實也是長期積累的結果。張載說過：「雷霆感動雖速，其由來亦漸耳。」有些人受了風寒而感冒，往往把病因歸之於風寒。但是，為什麼和自己在同一環境中的他人卻沒有感冒呢？歸根結底還是自己平日養生不夠。《內經》說：「病之始生也，極微極精。」又說：「因於天時，與其身形，參以虛實，大病乃成。」在《內經》看來，疾病開始發生時是極其細微的，是逐漸發展形成的。高明的醫生和養生者懂得在疾病初起就祛除之，由此可見養生之重要意義。《周易》說：「危者，安其位者也；亡者，保其存者也；亂者，有其治者也。是故君子安而不忘危，存而不忘亡，治而不忘亂。是以身安而國家可保也。」居安思危不僅是安身保國的良策，也是養生存身的法寶。

五、「正氣存內，邪不可干」的健康內因觀。每個人都祈求自己身體健康，但是健康的根據是什麼？醫藥能保證健康嗎？無論醫學科技如何發展，醫學對於健康只能起到有限的輔助作用。據說醫學對健康的貢獻只有百分之八。金錢能買來健康嗎？有人說，有些人是前半生拼命賺錢，後半生花錢買健康。果然可以嗎？既然我們已經知道，醫藥對健康只有有限的輔助作用，花多少錢也買不來健康。健康的根據在自我，即《內經》說的「正氣存內，邪不可干」；道教說的「我命在我，不在天」。中醫承認外邪是發病的直接原因，但不是說外邪來襲就一定發病，關鍵在於自身的素質，即正氣的強弱。正氣才是決定是否發病的最後根據，是發病與否的根本原因。中醫學的生命觀認為，精、氣、神是生命活動的本質，精、氣、神的強弱決定生命的狀態，精足、氣充、神旺是生命健康的保證和表現。精、氣、神雖然源於先天，但更重要的在於後天的攝養。生活中常常可以見到這樣的例子，先天身體稟賦很好，但後天失養、縱慾過度、恣意妄為，而罹患重病或早夭。反之，雖然先天稟賦不足，但後天攝養得宜，而壽享天年。健康的內因性決定了養生的必要性。

在養生哲學基礎之上自然演生出一系列的養生原則，正如《靈樞．本神》所云：「故智者之養生也，必順四時而適寒暑，和喜怒而安居處，節陰陽而調剛柔，如是則僻邪不至，長生久視。」《內經》養生學的基本原則主要有：

一、因順四時。陰陽決定著天地之間的四時季節氣候變化，決定著萬物的生長收藏。天人相應，人在天地宇宙之間必須依一年四季陰陽寒暑的變化來生活才能健康長壽。

二、精神內守。精、氣、神是生命活動的物質、能量來源和資訊調控中心。生命活動的展開實際上也就是精氣神的消耗過程。這當然是必須付出的代價。但是如果過度地消耗就會損傷生命，所以必須懂得保養精氣神。而消耗精氣神最大的無外乎各種嗜慾，即對富貴名利的貪戀。《內經》養生學價值觀告訴我們，嗜慾不但不是人生的終極價值目標，而且會傷生敗德，所以要適嗜慾於世俗之間，精神內守，追求清靜虛無，無為自得的精神境界。

三、節慾保精。房事活動是繁衍後代的必然要求，也是天地、陰陽、夫妻的自然之道。孤陰不生，獨陽不長，但房事必須有度，否則會傷精殞命。男子的生殖之精是人體之精中可見的一部分，過度消耗則導致生命活動物質能量來源不足，使生命機能整體下降，大大傷害身體，必須懂得節慾保精的道理。女子雖然在房事活動中沒有可見之精的排出，實際上也有陰精的消耗，過度房事於女子同樣傷精，所以節慾保精於男女都是一樣的。

四、五味中和。飲食五味是人的後天營養來源，但飲食不當也會傷生。首先，要飲食有節，不能為滿足口腹之慾而暴飲暴食。《內經》說：「飲食自倍，腸胃乃傷。」其次，要五味中和，今天的說法就是營養均衡。根據中醫理論，五味之間存在著生克制化的關係，五味各走五臟，過食某味會導致該味所入之臟的機能偏盛，從而導致五臟之間機能的平衡失調，所以在飲食上要保持五味均衡，即五味中和。

五、躲避虛邪。中醫認為在外部世界存在著很多致病因素，雖然疾病的發生最終取決於正氣的強弱，但是也應該盡可能避免邪氣的侵襲。《內經》說：「虛邪賊風，避之有時。」又說：「避虛邪之道，如避矢石然，邪弗能害。」疾病的發生責任終究在自身。「夫天之生風者，非以私百姓也，其行公平正直，犯者得之，避者得無殆，非求人而人自犯之」，所以，「清靜則肉腠閉，陽氣拒，雖有大風苛毒，弗之能害」。

《中庸》所云：「道也者，不可須臾離也，可離非道也。」在學習一種新的文化的時候，我們不要因為這種文化與自己已有文化之間有差異和矛盾，暫時不能理解，就簡單地加以排斥和否定；而應該排除既有觀念的影響，耐心地學習，完整地理解，學會這種文化的思維，看看這種思想是否有道理，然後再與既有的思想文化作出比較，加以取捨或者融合，這樣才能提高自己的認識能力和思想水準，更有效地指導我們的生活。所以在學習《內經》養生學的時候，不要採取一種居高臨下的態勢，應該放下身段，做個小學生，謙虛地傾聽古人的教誨，這樣我們才能從中受益。

人人都不希望自己為疾病困擾，但是很多人沒有反思，我為什麼患病？用古人的話說是我們悖逆了自然之道，悖逆了養生之道，用我們今天的語言來說疾病源於我們錯誤的生活方式。

採取什麼樣的生活方式，是可以選擇的。每個人生活方式各不相同，但從根本上可以分為正確與錯誤兩種。符合自然規律的生活方式是正確的；反之，則是錯誤的。老子說：「自勝者強。」現在人們也常說：「人最難戰勝的就是自我。」養生的過程在一定意義上就是戰勝自我的過程。從觀念上說就是古人講的理慾之辯的問題，是順從天理還是放縱人慾的問題。理學家講「存天理，滅人慾」，這句話近代以來遭到人們的嚴厲批判；其實，人們對這句話有所誤解。所謂「天理」是合乎自然規律的一切行為，包括飲食男女；

而人慾則是違背自然規律的一切行為。合理的飲食、男女之慾就是天理，而暴飲暴食，縱慾淫亂則是人慾。在這個意義上說，應該「存天理，滅人慾」，即是用理性思維來駕馭感性慾望。很多人在長期的生活中形成了錯誤的觀念，養成了錯誤的生活習慣，給身心健康帶來了傷害，必須糾正改變，這就是戰勝自我的過程。病由業起，業由心造。有因必有果，因果報應。欲得養生之善果，必除害生之惡因，種養生之善因。學習《內經》養生學懂得了什麼是正確的生活方式，什麼是錯誤的生活方式，改變自己錯誤的生活方式，是我們告別疾病，永保健康的根本途徑。

古人云：「知之非艱，行之惟艱。」有些問題，認識和理解固然不易，而實行起來則更難。養生就屬於這一類。養生實踐並不像競技體育那樣有什麼超過常人能做的高難動作，養生之難不在於不容易做，而在於難於恒久地堅持。養生就是我們的生活本身，就是把合理的生活方式貫徹於人生的一切方面和始終。這當然不是很容易的。請大家記住《周易》的兩個卦：《漸》與《恒》。《漸卦》的《象傳》說：「山上有木，漸；君子以居賢德善俗。」山上的樹木是漸漸成長的，君子取法這一道理，逐漸地以自己的賢德善化風俗。《恒卦》的九三爻辭說：「不恒其德，或承之羞。」沒有持之以恆的德行就會產生令人羞辱的結果。《象傳》說：「日月得天而能久照，四時變化而能久成，聖人久于其道而天下化成。觀其所恒，而天地萬物之情可見矣！」恒久是天地自然之道，是萬物發展的實情。所以，養生同樣要遵循「漸」、「恒」之德。

最後，談談養生中的「有為」和「無為」問題。真正能夠獲得效驗的是無為的養生。所謂「有為」即有意而為，即有選擇地為。那樣就會有不為的時候。只有不是刻意而為，才能無時不為。老子說：「無為而無不為。」當然，我們初學養生之道，需要「有為」，當「有為」日久，變成了習慣，也就是「無為」。《易傳》說：「窮神知化，德之盛也。」《中庸》說：「誠者，不勉而中，不思而得，從容中道，聖人也。」都是習慣成自然的意思，也是無為的境界。

雖然養生是中醫學的主導思想，但《內經》中專門論述養生的篇章並不多，嚴格說來只有《上古天真論》和《四氣調神大論》兩篇，但是養生思想卻可以說貫穿於全書。根據本叢書的養生主題，我們從《內經》的《素問》和《靈樞》兩書一百六十二篇經文中選取《內經》中有關養生學和人體生理學的篇章和段落共計二十九篇，加以注釋、點評。有些篇章雖然從《內經》作者的主觀寫作意圖看，並不是論述養生的，但從中可以獲得養生的啟示，我們也加以選錄。如《疏五過論》本來是討論醫家在診療中容易犯的五種過失，但其中論及了大量情志致病的內容，可以看做情志養生的反面教材。在點評方面並不追求字數上的均衡，在有「微言大義」可以闡發的地方，不惜筆墨，以幫助讀者深刻理解養生學；至於沒有太多可以發揮的地方僅概括其思想旨要而已。

中國古代文化是一個博大精深的整體，理解《內經》養生學也必須進入中國文化這一大背景才行；因此，在注釋、點評時多引證諸子之言，以加深對《內經》養生思想的理解。古人講做學問要懂得溯本求源，既要知其然，更要知其所以然，這樣才能把學問貫通起來，才是真學問，活學問；否則瞭解隻言片語，記住一二名詞，除了炫耀已能之外，實在無益於身心。因此，在注釋某些詞語時，闡明其詞義由來的邏輯關係，使讀者逐漸養成求索語源、貫通學問的習慣。北宋理學家程頤在《易傳序》中說：「予所傳者辭也，由辭以得其意，則在乎人焉。」望讀者朋友能夠借助注釋、點評這一津梁，進入中國醫學養生文化這一智慧的殿堂。《易傳》云：「神而明之，存乎其人。」願與讀者諸君共勉。

姚春鵬

素問

上古天真論[一]

軒轅黃帝生來就異常聰明，幼年時善於言辭，童年時就對事物有著敏銳的洞察力，長大後敦厚樸實又勤勉努力，成年後就登上了天子位。

昔在黃帝[二]，生而神靈[三]，弱而能言，幼而徇齊[四]，長而敦敏[五]，成而登天。

[一]《內經》在自然觀、價值觀上接受了道家思想，認為人類的道德是一個退化的過程。上古是人類道德水準最高和生活最合乎理想的時期，那時的人類完全取法於自然之道而生活，能夠享盡天賦百年壽命，而當世的人們因違背了養生之道，難獲天賦之年。號召人們遵循道家自然無為的態度，合乎養生之道去生活。養生的核心要義在於保持「形與神俱」的形神統一狀態。「天真」即天賦與人的真精真氣，上古懂得養生之道的人明白保養天真的重要意義，故以《上古天真論》名篇。本篇還依據女七、男八的自然節律論述了人體生理變化的規律，以指導養生實踐。最後，論述了真人、至人、聖人和賢人四等養生成就所達到的境界。

[二] 黃帝：傳說中的古代帝王。學者認為黃帝為中華民族始祖，古代許多文獻，常冠以「黃帝」字樣，以示學有根本。《淮南子．修務訓》說：「世俗之人，多尊古而賤今，故為道者必託之於神農、黃帝而後能入說。」

[三] 神靈：聰明而智慧。

[四] 徇齊：此指思維敏捷，理解事物迅速。徇，通「睿」，迅疾。齊，敏捷。《荀子．修身》：「齊給便利，

即節之以動止。」

五 敦敏：敦厚，勤勉。

【點評】

黃帝，《史記》記載為五帝之首，有熊國君少典之子，姓公孫，名曰軒轅。據説黃帝初登天子位時，天下大亂，諸侯紛爭，百姓飽受戰亂之苦。軒轅黃帝慣用干戈，以征不享，討伐那些作亂的諸侯，最後諸侯賓服，建立了太平世界。

在古人看來，黃帝不但建立了偉大的事業，而且還是一位講求醫藥和養生之道，最後成仙得道的帝王。《素問》王冰注説：黃帝「鑄鼎於湖山，鼎成而白日升天，群臣葬衣冠於橋山，墓今猶在。」意思是黃帝肉體成仙而去，所以只能葬其衣冠為念。在先秦諸子百家中，道家特別重視研究自然和生命、宣導養生、追求「長生久視」的學派，所以追認黃帝為道家始祖之一。漢代初年，黃老學派盛行即其證明。在《莊子》書中多次提到黃帝事蹟，其中論養生最有名的是廣成子和黃帝關於養生之道的對話。廣成子訓導黃帝：「吾語女至道：至道之精，窈窈冥冥；

至道之極，昏昏默默。無視無聽，抱神以靜，形將自正；必靜必清，無勞女形，無搖女精，乃可以長生。目無所見，耳無所聞，心無所知，女神將守形，形乃長生。」中醫學作為養生保健、祛疾癒病的實用技術，其價值追求與道家有很多相似之處，所以和道家一樣把黃帝作為自己學派的始祖崇拜，古代有關養生保健的著述多冠以黃帝之名，《內經》即其一也。

黃帝問岐伯：「我聽說上古時代的人，年齡都超過了百歲，但行動沒有衰老的跡象；現在的人，年齡到五十歲，動作就顯得衰老了，這是時代不同的緣故，還是人們違背了養生之道的緣故呢？」

岐伯回答：「上古時代的人，大都懂得養生之道，取法天地陰陽的變化規律，用保養精氣的方法來調和，飲食有節制，起居有規律，不過分勞作，所以形體和精神能夠協調統一，享盡自然的壽命，度過百歲才離開世間。現在的人就不同了，把濃酒當作甘泉無節制地貪飲，把任意妄為當作生活的常態，醉後還勉強行房，縱情聲色，以致精氣衰竭，真氣耗散。不懂得保持精氣的盈滿，不明白節省精神，一味追求感官快樂，違背了生命的真正樂趣，起居沒有規律，所以五十歲左右就衰老了。」

乃問于天師曰[一]：「余聞上古之人，春秋皆度百歲[二]，而動作不衰；今時之人，年半百而動作皆衰者，時世異耶？人將失之耶？」

岐伯對曰：「上古之人，其知道者[三]，法於陰陽[四]，知於術數[五]，食飲有節，起居有常，不妄作勞，故能形與神俱[六]，而盡終其天年[七]，度百歲乃去。今時之人不然也，以酒爲漿，以妄爲常，醉以入房，以欲竭其精，以耗散其真[八]。不知持滿，不時禦神[九]，務快其心，逆于生樂，起居無節，故半百而衰也。」

一　天師：黃帝對岐伯的尊稱。

二　春秋：指人的年齡。

三　知道：懂得養生的道理。

四　法：取法，效法。陰陽：天地變化的規律。

五　術數：古代稱各種技術為術數，包括類似於今天的科學技術及各種技藝等方面的內容。因為在「術」中有「數」的規定，故稱「術數」。如在彈琴的技藝中就要掌握一定的數量關係。這裡指調養精氣的養生方法。

六　形與神俱：形體與精神活動一致。形神是中國哲學及中國醫學的重要範疇。古人認為人是形與神的統一體，形體來源於地的陰氣，精神來源於天的陽氣，二者結合化生為人，二者的分離就是人的死亡。因此，養生的要義就是要保證形與神的統一。

七　天年：人的自然壽命。

八　精：精氣。真：真氣。《黃帝內經》繼承了道家精氣論自然觀，認為包括人在內的萬物由精氣所化生，養生之道重在保養真精。《老子．二十一章》云：「道之為物，惟恍惟惚。……其中有精，其精甚真。」

九　禦神：控制精神過度思慮，以免過度消耗精氣。

【點評】

「古今」原本是一對時間範疇，在中國傳統文化中更是一對價值範疇。人是追求理想的動物，人類之所以追求理想皆因為現實之不如人意，現實即「今」。今天的人類往往把理想投射到未來，而中國古人則相反，大多數的學派把理想投射於過去，即「古」。所以，我們閱讀古籍，見到古人崇古的話語不能簡單地認為古人都是復古主義者。古者，即理想的狀態或標準之意。

《內經》認為人的天年，即自然賦予人的壽命之限，應該是百歲，而當時的普遍情形是「半百而動作皆衰」，這種情況的出現是時代變化所致，還是人事之失呢？岐伯認為出現這種情況不是時代變化的原因而是自身養生失當造成的。這裡岐伯提出了養生必須遵守的幾條基本原則——「法於陰陽，知於術數，食飲有節，起居有常，不妄作勞」——做到了這些就叫做「知道者」。

「知道」這個詞，是我們每個人幾乎天天都用的詞，人們並沒有覺得有什麼深意，僅僅表示自己明白別人所說的道理或者要求自己所做的事情等。可是在古代一般人絕不敢自稱是「知道者」。「知道（dao）」在現代漢語是一個詞，是從古漢語的片語「知道（dào）」發展而來。古漢語「知道（dào）」是動賓片語，「知」是動詞，瞭解、明白；「道」是「知」的內容；而現代漢語的「知道（dao）」一詞中，「道」實際上已經虛化了，意思只是「知」而已。這樣的例子非常多，如「睡覺」，「睡」是入睡，「覺」是醒來，在現代漢語中，「覺」虛化了。再如「休息」，「休」是修養，「息」是生息，意思正相反，修養是生息的條件；在現代漢語中，「息」實際上也虛化了。這是我們閱讀古籍必須瞭解的；否則，就不能準確理解。

那麼「知道」的「道」是什麼？這絕非三言兩語可以說明。人們常說「千言萬語說不盡一個道」，可以說中國文化就是關於「道」的文化。說起「道」，人們往往想起道家、道教，似乎只有道家、道教談道。其實，整個中國文化都談道。儒有儒道，佛有佛道，兵有兵道，商有商道，醫有醫道，等等。《內經》就把醫稱為「道」或「醫道」，而不是像現在稱為「醫學」。道，從造字來說是由「首」即「頭」和「辵」（chuò，急行）構成。《說文解字》：「道，所行，道也。從辵，從首，一達之謂道。」「道」的本意就是行走，是動詞。世界上原本沒有路，是人走出來的，所以「道」就由動詞演變為名詞，意指道路。前人走出來之後，後人就可以跟從，而不需要再去開道，因為這樣最節約人們做事的成本，所以「道」又有規則、法則、準則，以至規律等意思。古人發現世界上普遍存在著道，其大概曰：天道、地道、人道。

老子概括出「道」這個最普遍的概念，作為其哲學的起點和最高範疇。在老子哲學中，道有兩個基本意思：第一，創生宇宙萬物的本原；「有物混成，先天地生。寂兮寥兮，獨立而不改，周行而不殆，可以為天地母。吾不知其名，強字之曰道」（《老子．二十五章》）。「道生一，一生二，二生三，三生萬物。萬物負陰而抱陽，沖氣以為和」（《老子．四十二章》）。第二，宇宙萬物所遵循的基本法則；「人法地，地法天，天法道，道法自然」（《老子．二十五章》）。《內經》中的「道」是從老子繼承發展而來，主要指天地自然之道和養生之道。《素問．氣交變大論》：「夫道者，上知天文，下知地理，中知人事，可以長久。」所以，「知道者」絕不是一般人所敢承當的。在《內經》看來，「知道者」就是聖人。「道者，聖人行之，愚者背之」（《素問．四氣調神大論》）。雖然完全的「知道」、「行道」難以實現，但我們總可以朝著這個目標努力，只要我們「知道」、「行道」，於我們的生命就會有所獲益。

「法於陰陽」，可以說是古人生活、行動的根本準則，也是中醫學養生防病的根本原則。法，做動詞，是取法、效法之意。「陰陽」是中國文化和中醫學最核心的範疇之一。陰陽的本意指背陰和向陽，引申後上升為哲學範疇，可以標誌世界上一切相互對立或對待的事物或現象，是分類和認識事物的最基本範疇。從本源論或本體論來說，古人認為世界上的萬事萬物都是由「道」或「氣」化生而來。如老子說：「道生一，一生二，二生三，三生萬物。萬物負陰而抱陽，沖氣以為和。」到了宋代的周敦頤更提出了「無極太極陰陽五行萬物」的具體模式。「道」、「無極」、「太極」這些概念如果不作學術上的詳細辨析，簡單地都可以理解為「氣」或者「元氣」。在古人看來，宇宙中的根本存在是氣或元氣，氣或元氣由於自身具有的動靜本性分化出陰陽二氣，陰陽二氣分化成五行之氣，五行化生出萬物。這其中陰陽、五行是非常重要的，陰陽、五行作為氣化生萬物的中間狀態決定著萬物的存在和發展狀況。《內經》也是把陰陽五行看成是化生世界萬物的前提，並把陰陽五行模式作為認識世界的基本框架。陰陽對應著世界萬物的萬象，在自然界最主要的表現為從一天的晝夜到一年的四季寒熱溫涼等的陰陽轉化。人作為自然界的一部分、作為氣化陰陽的產物，其生命過程及規律必然是和天地陰陽一致的，必然要順應這一規律，這是人類生存和養生的基本規律，不可違逆，否則必將受到懲罰。這應該是「法於陰陽」的基本內涵。張介賓《類經》云：「天以陰陽而化生萬物，人以陰陽而榮養一身。陰陽之道，順之則生，逆之則死。故知道者，必法則於天地。」

「食飲有節，起居有常，不妄作勞」，看起來很簡單的三句話，其實也是養生的重要原則。人的生存是以從食物和飲料中獲得營養物質為前提的，斷絕食飲的供給經過一定時間就會死亡，這是一個普遍的真理。《靈樞．平人絕穀》云：「人絕水穀七日死。」但是另一方面，過量的飲食也會導致疾病甚至死亡。飲食過量致病並不少見，如節日親人朋友聚餐往往因暴飲暴食而致病，或者遇到自己特別喜愛的東西貪多而致病。過食致死，如長期飢餓的人突然得到食物，暴食而亡；或者身體有宿疾，因過食而引致舊疾發作而亡。當然，這種情況發病較明顯，一般人能夠注意，在人群中並不多見。還有一種情況則更為隱蔽，而且危害更大，又往往不易引起人們的注意。很多人長期飲食過量，由於這種過量達不到暴飲暴食的程度，不易引起本人注意，但長期過食，超過了人體的消化吸收能力，多餘的物質不能排除，導致肥胖。從中醫學來說，濁氣積聚體內，清濁相干，影響氣血對人體的溫煦濡養功能而最終致病。人的生存一方面要以食飲為基礎，另一方面食飲又要適度，既不能不足，也不能過度，這就是「食飲有節」。「食飲有節」就是儒家宣導的中庸之道在養生上的體現。孔子認為無論做什麼，都不能「過」和「不及」，「過」和「不及」雖然表面上完全相反，但在實質上都違反了中道，所以造成的結果是一樣的，即「過猶不及」。因此，只有「中庸」才是最高的「至德」。《內經》也認為「有餘」和「不足」都是病態，只有中道才是最好的。在食飲上，我們特別要注意不能過度。因為食飲的不足往往是食物來源受限，是客觀條件造成的，與人的主觀因素關係不大；而由於人自身的貪慾，在食物充足的條件下，往往容易過度，所以，《內經》特別要求人們要「食飲有節」。正如《素問．痹論》說：「飲食自倍，腸胃乃傷。」

「起居有常」，「起」指勞作活動，「居」指安居休息，人的日常起居必須遵循一定的常規。起居是人生的兩種相反狀態，「起」屬於陽，「居」屬於陰。自然界的陰陽是按照一定的規律交替轉化的；同樣，人的起居也必須有常規。人的正常生命活動是依賴於氣血及精氣神發揮正常的功能活動來保證的，而氣血及精氣神有著自身的陰陽變化節律，人有規律的起居才能使氣血及精氣神得到涵養和補充，只有這樣才能保證氣血及精氣神在人體生命活動中發揮功用。俗話所說「會休息的人，才會工作」，古語「文武之道，一張一弛」，說的是一個道理。「起居有常」看起來很簡單，但真正實行起來，特別是長期堅持又不是一件很容易的事；特別是在當今，人們很難做到像古人那樣「日出而作，日入而息」。很多人習慣於晚睡晚起，這非常不好，長此以往於健康有很大的損害。因為人類作為自然界的產物，其生命節律與自然的節律是一致的，人不能違逆自然規律，長期違逆的結果只能是損害健康，所以聰明人應該「知道」並且循道而行，人應該聽自然的話。

人一方面是天之驕子，萬物之靈；另一方面，只有人類需要勞作才能滿足自身生存和發展的物質條件，但勞作也要有常規，任意妄為也會損害精氣神，所以《內經》要求人們「不妄作勞」。

《內經》認為，做到了「法於陰陽，知於術數，食飲有節，起居有常，不妄作勞」，就「能形與神俱，而盡終其天年，度百歲乃去」。「形與神俱」是生命存在的前提，形神分離則意味著生命的結束；所以養生就是要維護形與神，具體說是形與精、氣、神的和諧統一狀態。這樣才能「終天年」，「盡百歲」。在古人看來，百歲是上天賦予人的壽限，能夠活到百歲才算合格。古人認為，人是天地之氣化生，天地是人的大父母。所以人應該懷著一顆感恩的心，像愛護眼睛一樣保養好自己的身體，百年之後才有顏面回到天地大父母的懷抱中。

《內經》主要提到了導致「半百而衰」的主要原因是「以酒為漿，以妄為常，醉以入房」和「起居無節」幾個方面。

「以酒為漿」是說過量飲酒沒有節制。在中醫看來，酒是水穀之悍氣，性熱傷陰，酒能亂性，所以酒不能像水一樣大量飲用。孔子對酒的態度是「唯酒無量」，但緊接著是「不及亂」；所以並非真的「唯酒無量」，而是以不亂性為前提。孔子常說「不為酒困」，所以古代制定了「酒禮」，目的就是一方面發揮酒對人在生理上的益處和溝通人心，聯繫情感的社會功能；另一方面又避免醉酒帶來的傷害。

「以妄為常」是「不妄作勞」的反面，是行為沒有常規，屬於不易引起人們注意、常常易犯的毛病。這裡說的「行為沒有常規」不是違背了社會規範，做出有違道德的事情，相反主要是指違背了養生之道的自然規律。

「醉以入房」是說過度的房事傷害健康。對於房事與健康的關係問題，傳統中醫學非常重視。從生物學意義說，房事是生殖的前提，而生殖在中醫學看來是父母精血結合的結果。精血是人體極其寶貴的物質，過度的外泄會使真精元氣耗傷而損害健康，所以古人對房事有嚴格的要求。傳統中醫學把房事過度看成是致病的主要因素之一，也是養生應該注意的大問題。這裡把醉酒和房事並提是因為古人平時一般能夠注意節制房事，而在醉酒後往往把持不住，所以傳統中酒色並提，對於沉迷於此者稱為「酒色之徒」，以警示世人節制。《內經》告誡世人要懂得保養精氣使之盈滿，時時駕馭自己的精神，而不能只知道追求感官的快樂，以致半百而衰。

「上古時期，對通曉養生之道的聖人的教誨，人們都能遵守。對於四時不正之氣，能夠及時迴避，思想上清靜安閒，無慾無求，真氣深藏順從，精神持守於內而不耗散，這樣疾病怎麼會發生呢？所以他們心志閒淑，私慾很少，心情安寧，沒有恐懼，形體雖然勞動，但不過分疲倦。真氣從容和順，每個人的希望和要求，都能滿足。無論吃什麼都覺得甜美，穿什麼都覺得漂亮，喜歡社會習俗，互相之間也不羨慕地位的高低，人們日漸變得自然樸實。所以過度的嗜好，不會干擾他的視聽，淫亂邪說也不會惑亂他的心志。無論愚笨聰明有能力無能力的，都不追求酒色等身外之物，所以合於養生之道。因而他們都能夠度過百歲而動作不衰老，這是因為他們的養生之道完備而無偏頗的緣故。」

「夫上古聖人之教也〔一〕，下皆為之。虛邪賊風〔二〕，避之有時，恬惔虛無〔三〕，真氣從之，精神內守，病安從來？是以志閒而少欲，心安而不懼，形勞而不倦。氣從以順，各從其欲，皆得所願。故美其食，任其服，樂其俗，高下不相慕，其民故自樸〔四〕。是以嗜欲不能勞其目，淫邪不能惑其心。愚智賢不肖，不懼於物〔五〕，故合於道。所以能年皆度百歲而動作不衰者，以其德全不危故也。」

〔一〕聖人：古代指道德修養極高的人。各個學派有不同的理解，儒家認為聖人是道德修養的最高境界，是與天合德的人；而道家關於道德修養成就的說法比儒家多，有真人、至人、聖人、賢人等不同說法，而且聖人也不是道德修養的最高境界。《內經》在這方面繼承了道家的說法，見下面所論養生成就的四種人格。

〔二〕虛邪賊風：四時不正之氣。虛邪，中醫把一切致病因素稱為「邪」。四時不正之氣乘人體氣虛而侵入致病，故稱「虛邪」。賊風，中醫認為風為百病之長，因邪風傷人，故稱「賊風」。《靈樞》有《賊風》篇。

〔三〕恬惔（dàn）虛無：清靜安閒，無欲無求。語源《莊子．刻意》。

〔四〕「故美其食」五句：語源《老子．八十章》：「甘其食，美其服，安其居，樂其俗。鄰國相望，雞犬之聲相聞。民至老死不相往來。」

五 不懼於物：即「不攫於物」，不追求酒色等外物。

【點評】

這裡提出了養生外避虛邪、內守精神的兩大準則。人生存於天地之間，天地四時之氣是人生活的基本條件，但是不正常的四時之氣又是造成人類疾病的重要因素，所以養生首要的就是避免虛邪賊風的侵入。在避免虛邪賊風侵入的同時，還要保持內心的安靜，精神持守於內，這是身體健康，不為疾病困擾的根本。在中醫學看來，養生保健需要我們在方方面面都加以注意，其中重要的有避免外邪侵襲，飲食有節，房事有度等等，但其中最重要的莫過於調養情志，安寧心靈，修養精神。

人們常說人之三寶——精、氣、神。精、氣、神是傳統生命科學和中醫學解釋生命現象及生命活動規律的主要概念。精，本意是精加工的細米、精米，引申指生成人類及動物生命及供給其生命活動的精微物質；精，相對而言屬陰主靜，有形可見，如生殖之精。而氣則是由精轉化而來，氣屬陽主動，無形可見，氣是生命活動的直接動力。因為精與氣之間有著如此密切的關係，所以精、氣連用稱「精氣」。而神有廣義和狹義之分，廣義的「神」指一切生命活動的外在顯現，狹義的「神」指人的精神情志活動，神是氣的表現，或者說氣的功能發揮到極致就是神。神也是氣，故《內經》常用「神氣」一詞。從邏輯上說，精、氣、神存在著由精而氣而神的轉換關係，即精氣神。當然，精、氣、神之間的關係並非是單向的，同時還存在神氣精的關係，特別是神對於氣和精有駕馭能力。

傳統文化認為神具有兩種基本能力，一方面感知認識周圍的環境和外部世界，這是人類生存的前提之一；同時，還有調控精氣運轉，維持生命活動正常進行的功能。這兩種功能雖然都是人類生存不可缺少的，但同時也是矛盾的。如果過度地與外部環境交流，使精神外弛，就會耗傷精氣。因為神由精氣轉化而來，是精氣功能的外部表現；同時異常的神志活動又會干擾體內精氣的正常運轉；所以傳統文化中多主張使精神內斂。老子就主張「視之不見」、「聽之不聞」。《莊子．刻意》說：「無所於忤，虛之至也；不與物交，惔之至也。」意思與老子相同，指排除與外界的交流，不使外物干擾精神。又說：「夫恬惔寂寞，虛無無為，此天地之平而道德之質也。故曰，聖人體休焉則平易矣，平易則恬惔矣。平易恬惔，則憂患不能入，邪氣不能襲，故其德全而神不虧。」可見，「恬淡虛無」是「德全而神不虧」的前提。所以本篇認為，只有「恬淡虛無」才能「真氣從之」。「精神內守」，疾病從何而來？這是養生的根本。

這裡的「精神」是「精」與「神」，不是今天作為精神意識的「精神」，與之相當的只是「神」。

合乎養生之道的表現有四個：「志閒而少慾」，「心安而不懼」，「形勞而不倦」，「氣從以順」。「志閒而少慾」和「心安而不懼」是精神層面的良好狀態。心之所之為志，即現在所謂的意志、志向，是內心持久的追求，這種持久的追求往往導致內心的「緊張」。大多數人皆有「志」，無志則是渾渾噩噩之人；「志」還有高尚與卑下之別，應該追求高尚之志。但即便高尚之志也會造成內心緊張，所以要求「志閒」。「慾」既是人的天性，也是人生存的前提，但是多慾又是養生和社會安定的大敵，所以古代思想家都對「慾」作了限制。老子主張：「不見可慾，使民心不亂」，「使民無知、無慾」，「少私寡慾」。孟子主張：「養心莫善於寡慾。」而荀子則主張「節慾」和「導慾」。《內經》接受老子思想主張「少慾」。反之「多慾」則不滿，所謂慾壑難填，不滿則內心不得安寧，因患得患失而憂愁恐懼，是養生的大患，所以要「心安而不懼」。

「形勞而不倦」和「氣從以順」則是生理層面的良好狀態。無論是為求生存還是為養生，人都要「勞動」。「勞動」古意為勞作和運動，但勞動不能過度，即「不倦」。《莊子．刻意》解釋說：「形勞而不休則弊，精用而不已則勞，勞則竭。」華佗也說過：「人體欲得勞動，但不當使極耳。」前面講過，氣是生命活動的動力，而氣機的順從是氣發揮生命活動動力的前提，所以「氣從以順」既是修志、修心、修形的結果，又是身心健康的前提，在養生中具有基礎性的作用。

以上所述是在養生當中人們所遵循的共同規律，是對每個人的共同要求。此外，因為人在社會生活中總是處於不同的政治、經濟地位，處於不同的境遇，各人有各人的特點，在這些方面也提出了養生要求——「各從其慾，皆得所願」。是說每個人順從自己的慾望，實現自己的願望，而不是盲目地和他人攀比，與自己的飲食、服飾、風俗相調試，無論高下彼此不羨慕，這是保持健康快樂的前提。這種思想在今天看來，固然有為社會不公、人際遇的不平等辯護的成分，但從養生思想看又具有真理性；因為追求絕對同質化的「平等」本身就是不可能的。人類即使建立了完全合理的社會，人們之間的差異還是客觀存在的，這是世界的本性，也是人類社會豐富多彩的前提。因此，就是在絕對合理性的社會中仍然有一個如何正確看待人與人之間差異的問題。青年人羨慕老年人的智慧，老年人羨慕青年人的健壯，這本身就不合理。所以中國傳統文化雖然不反對人與人之間的橫向比較，但更看重自身本性的完美發展。這也是養生學的內在要求，人生快樂的源泉。國王有國王的苦惱，窮光蛋有窮光蛋的快樂，明白了這個道理，人就可以從現實世界中超拔出來，嗜慾淫邪不能勞傷困惑心目，無論愚智貴賤都能擺脫外物的困擾，他們的行為都順應了天道，稟受了完全的天德。其外在的表徵就是長命百歲而動作不衰，《內經》把這一點作為實現養生之道的重要標誌。

黃帝問道：「人年老了，就不能再生育子女，是筋力不足呢？還是自然的生理變化規律就是這樣的呢？」

帝曰：「人年老而無子者，材力盡邪[一]？將天數然也[二]？」

[一] 材力：筋力。古人認為肝主筋，陰器為宗筋之聚，故筋力可代表生殖力。

[二] 天數：天賦之數，即天癸之數。指自然的生理變化規律。中醫認為人的生殖能力根源於腎，腎在五行屬水，屬天干之「癸」，故生殖之精也稱為「天癸」。

岐伯回答說：「女子七歲時，腎氣開始充實，牙齒更換，頭髮生長。十四歲時，天癸發育成熟，任脈暢通，沖脈旺盛，月經按時而來，所以能夠孕育子女。二十一歲時，腎氣平和，智齒生長，身高長到最高點。二十八歲時，筋骨堅強，毛髮長到了極點，身體非常強壯。三十五歲時，陽明經脈開始衰微，面部開始枯槁，頭髮也開始脫落。四十二歲時，三陽經脈之氣從頭部開始都衰退了，面部枯槁，頭髮變白。到了四十九歲，任脈空虛，太沖脈衰微，天癸枯竭，月經斷絕，所以形體衰老，不能再生育兒女。」

岐伯曰：「女子七歲，腎氣實，齒更髮長。二七而天癸至，任脈通[一]，太沖脈盛[二]，月事以時下，故有子。三七，腎氣平均，故真牙生而長極[三]。四七，筋骨堅，髮長極，身體盛壯。五七，陽明脈衰[四]，面始焦，髮始墮。六七，三陽脈衰於上[五]，面皆焦，髮始白。七七，任脈虛，太沖脈衰少，天癸竭，地道不通[六]，故形壞而無子也。」

[一] 任脈：奇經八脈之一，循行路線為人體前正中線，從百會穴至會陰穴。主調月經，妊育胎兒。任，接受的意思，受納經絡之氣血，任脈受納一身陰經之氣血，故名「任脈」。

[二] 太沖脈：奇經八脈之一，能調節十二經的氣血，主月經。沖脈之「沖」大概源於老子。《老子》云：「萬物負陰而抱陽，沖氣以為和也。」又：「道沖而用之或不盈。」沖意為虛。氣無形，

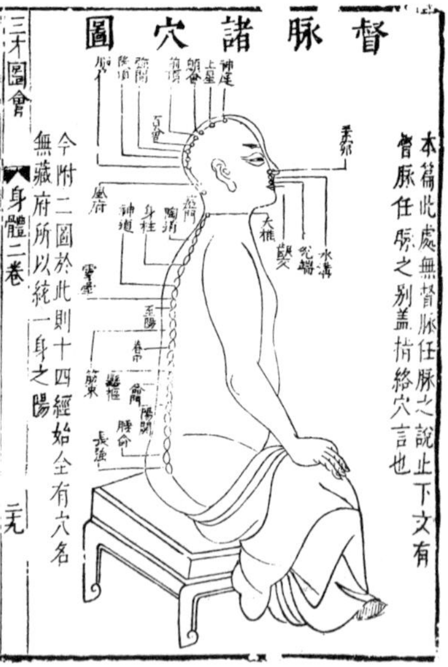

三才圖會 · 督脈諸穴圖

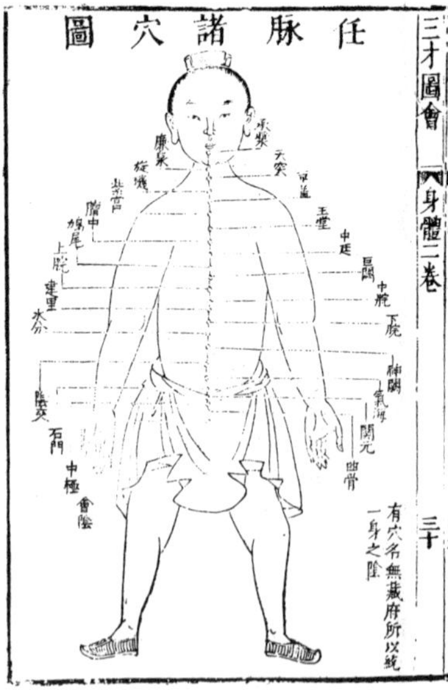

三才圖會 · 任脈諸穴圖

其性虛，故稱「沖氣」。中醫認為沖脈為十二經之海，氣血大聚於此，故稱「沖脈」。

三 真牙：智齒。

四 陽明脈：指十二經脈中的手陽明、足陽明經脈，這兩條經脈上行於頭面髮際，如果經氣衰退，則不能營於頭面而致面焦髮脱。

五 三陽脈：指會於頭部的手足太陽、手足陽明、手足少陽六條經脈。

六 地道不通：指女子斷經。女子屬陰、屬地，所以女性的生理功能稱為「地道」。

「男子八歲時，腎氣開始充實，頭髮生長，牙齒更換。十六歲時，腎氣盛滿，天癸發育成熟，精氣充滿，如男女交合，就能生育子女。二十四歲時，腎氣平和，筋骨強勁，智齒生長，身高也長到最高。三十二歲時，筋骨粗壯，肌肉充實。四十歲時，腎氣開始衰退，頭髮開始脱落，牙齒乾枯。四十八歲時，人體上部陽明經氣衰竭，面色憔悴，髮鬢斑白。五十六歲時，肝氣衰，筋脈遲滯，手足運動不再靈活。到了六十四歲，天癸枯竭，精氣少，腎臟衰，牙齒頭髮脱落，身體感到為病所苦。人體的腎臟主水，接受五臟六腑的精華以後貯存在裡面，所以臟腑旺盛，腎臟才有精氣排泄。現在年齡大了，五臟皆衰，筋骨無力，天癸竭盡，所以髮鬢斑白，身體沉重，走路不穩，不能再生育子女。」

「丈夫八歲，腎氣實，髮長齒更。二八，腎氣盛，天癸至，精氣溢瀉，陰陽和[一]，故能有子。三八，腎氣平均，筋骨勁強，故真牙生而長極。四八，筋骨隆盛，肌肉滿壯。五八，腎氣衰，髮墮齒槁。六八，陽氣衰竭於上，面焦，髮鬢頒白。七八，肝氣衰，筋不能動。八八，天癸竭，精少，腎臟衰，則齒髮去，形體皆極[二]。腎者主水，受五臟六腑之精而藏之，故臟腑盛，乃能瀉。今五臟皆衰，筋骨解墮，天癸盡矣，故髮鬢白，身體重，行步不正，而無子耳。」

一　陰陽和：此處陰陽指男女。和，和合，交媾。

二　形體皆極：形體衰弱至極。

黃帝問道：「有人年紀已很大，還能生育子女，是什麼道理？」

岐伯說：「這是因為他的先天稟賦超過了常人，氣血經脈還暢通，而腎氣有餘。雖然能夠生育，但在一般情況下，男子不超過六十四歲，女子不超過四十九歲，到這個歲數，男女的精氣都已窮盡。」

帝曰：「有其年已老而有子者，何也？」

岐伯曰：「此其天壽過度[一]，氣脈常通，而腎氣有餘也。此雖有子，男不過盡八八，女不過盡七七，而天地之精氣皆竭矣[二]。」

一 天壽：先天稟賦，即上文之「天年」。
二 天地：指男女。

黃帝問：「養生有成的人，年紀都達百歲，那時還能不能生育呢？」
岐伯說：「善於養生的人，能夠推遲衰老，保全身體如壯年，所以即使年壽很高，仍然能生育。」

帝曰：「夫道者，年皆百數，能有子乎？」
岐伯曰：「夫道者，能卻老而全形，身年雖壽，能生子也。」

【點評】

這幾節以「人年老而無子」這一現象發問，探討了與生殖能力相關的男女生理機能發育問題。這裡有幾個問題需要說明。古人發現伴隨著生殖能力的產生、發展和衰退甚至消逝，存在著女七男八的自然節律，即女子以七年為一個週期、男子以八年為一個週期。到週期之極即女子七七四十九歲，男子八八六十四歲，一般生殖力就消逝了。為什麼有這樣的週期規律呢？現代科學並沒有給出解釋，或者沒有注意到或者認為沒有意義。而古人根據陰陽學說及數理哲學作出了說明。

根據數理哲學「一」至「十」這十個自然數分為陰陽兩組，奇數為陽，偶數為陰。這樣「九」為老陽之數，「七」為少陽之數；「十」為老陰之數，「八」為少陰之數。事物的發生都是從少至老，所以取少陽之數「七」和少陰之數「八」。問題是男為陽，女為陰，為什麼女配少陽之數「七」，男配少陰之數「八」呢？古人認為萬物生生之道，不過陰陽二氣，陰陽相合，不能分離，陰中有陽，陽中有陰，陰陽互根，所以女子雖然屬於陰，卻配以少陽之數；男子雖然屬於陽，卻配以少陰之數。

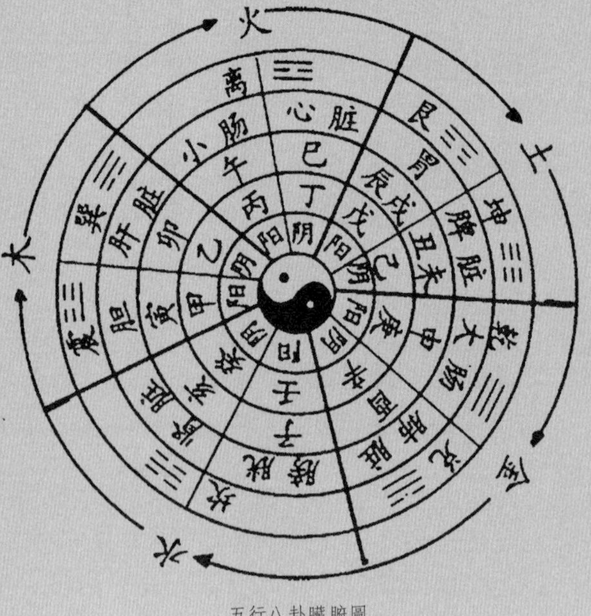

五行八卦臟腑圖

前面我們說過，元氣化生陰陽二氣，陰陽二氣分化為五行之氣，五行之氣化生萬物。結合數理哲學，古人認為五行的生成過程是天一生水，地六成之；地二生火，天七成之；天三生木，地八成之；地四生金，天九成之；地五生土，天十成之。這是說五行是由「一」至「十」的十個自然數根據陰陽兩兩相合，由小到大漸次生成的。最早生成的是水，由「一」和「六」生成。水為陰，就是說萬物的發生都是始於陰性的水，水是生成萬物的最基礎的物質。所謂「天癸」就是天一之水。癸即十天干中「壬癸」的「癸」，在五行屬於水。水既然為生成萬物最基礎的物質，也就是人類生殖的原始物質，所以古人認為人之所以具有了生殖能力是由於產生了決定生殖能力的原初物質——天癸。天癸相當於現代科學理解的決定人類生殖能力的物質或某種機能。伴隨著天癸的到來，男女身體機能發生了週期性的變化，最重要的改變是女子的任脈開始暢通，太沖脈盛滿，出現了月經，具有了生育能力；而男子則出現精滿自溢的現象，可以生育子女。

還有一個問題就是「腎氣」。中醫學認為「腎氣」的盛衰決定身體機能及生殖機能的盛衰。這是因為在中醫學看來，腎在五行屬於水。前面說過，五行中最先產生的是水，水是產生五行及萬物的基礎物質。所以儲藏在腎中的水也是人體生命及生殖機能的物質基礎。五行的先天之水也就是「精」，「精」能化「氣」。腎氣是腎精或腎水所化。因為腎氣是人體生命機能及生殖機能的直接推動者，所以，這裡不言「腎水」

或「腎精」，而言「腎氣」。「腎氣」與「天癸」有著密切的關係，都是先天之水的顯現。天癸與腎氣在內影響著任脈、太沖脈、三陽脈以及肝氣等，在外影響著齒髮、筋骨、肌肉的盛衰，以及女子月經的有無、男子精氣的多少。「腎主水，受五臟六腑之精而藏之，故臟腑盛，乃能瀉。」腎作為藏精主水之臟決定著身體及生殖機能，也是養生保健的關鍵所在。在《內經》看來，只要「腎氣有餘」即使年老也還能生子，雖然對於一般人來說，以男不過八八，女不過七七為大限，但對於得道者，即使百歲仍然能夠生子。從這樣的信念中可以看出，《內經》相信「百歲」是遵循養生之道的人應有的壽數，對養生之道的效驗充滿了十足的信心，同時也就暗含了對不能「知道」和「行道」之人的價值批判。

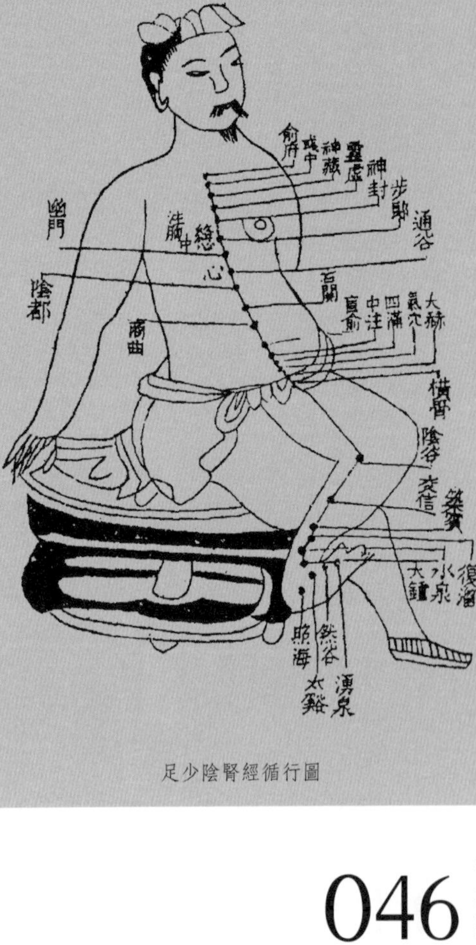

足少陰腎經循行圖

最後要說明的一點是《內經》對人的生命週期有兩種分類方法。一種即本篇，從生殖機能的角度，以女七男八為節律。另一種是《靈樞．天年》篇，從出生到百歲，以十年為節律，以外在機能變化為根據的分類。這兩種分類各有不同的根據，適用於不同方面，並不矛盾。

黃帝說：「我聽說上古時代有真人，能與天地陰陽自然消長變化的規律同步，自由地呼吸天地之間的精氣，以此保守精神，身體與精神合而為一。所以壽命就與天地相當，沒有終了之時。這就是因得道而長生。」

黃帝曰：「余聞上古有真人者[一]**，提挈天地**[二]**，把握陰陽。呼吸精氣**[三]**，獨立守神，肌肉若一。故能壽敝天地，無有終時。此其道生。」**

[一] 真人：至真之人。謂養生修養最高的一種人。《內經》依養生成就之高低分為真人、至人、聖人、賢人四種。此種說法大概來源於《莊子》。

[二] 提挈天地：把握住自然的變化規律。「提挈」與下文的「把握」從字面上看是難以理解的。個體的人怎能提挈無限的天地空間和無限的陰陽時間呢？其實這是古人對氣功導引實踐中有限個體與無限天地陰陽合一的功夫體驗境界的描述。《莊子．天道》：「靜而陰同德，動而陽同波。」意與此同。

三　呼吸精氣：吐故納新，汲取天地精氣的導引行氣方法。

「中古時代有至人，道德淳樸完美，符合天地陰陽的變化。適應四時氣候的變遷，避開世俗的喧鬧。聚精會神，悠游於天地之間，所見所聞，能夠廣及八方荒遠之外。這是能夠延長壽命，身體強健的人。這種人也屬於真人。」

「中古之時，有至人者[一]，淳德全道，和於陰陽[二]，調於四時[三]，去世離俗。積精全神，遊行天地之間，視聽八達之外。此蓋益其壽命而強者也。亦歸於真人。」

一　至人：指修養高，次於真人的人。

二　和於陰陽：符合陰陽變化之道。

三　調於四時：適應四時氣候的往來。

「其次有聖人，能夠安居平和的天地之間，順從八風的變化規律，調整自己的愛好以適合世俗習慣，從來不生氣。行為不脫離世俗，但舉動又不仿效世俗而保有自己獨特的風格。在外不使身體為事務所勞，在內不使思想有過重負擔。以清靜愉悅為本務，以悠然自得為目的。所以形體毫不衰老，精神也不耗散，年壽也可以達到百歲。」

「其次有聖人者，處天地之和，從八風之理[一]，適嗜欲於世俗之間，無恚嗔之心[二]。行不欲離於世，舉不欲觀於俗。外不勞形於事，內無思想之患。以恬愉爲務[三]，以自得爲功。形體不敝，精神不散，亦可以百數。」

[一] 八風：指東、南、西、北、東南、西南、西北、東北八方之風。

[二] 恚（huì）嗔（chēn）：生氣。

[三] 恬愉：清靜愉悅。

「其次有賢人，能效法天地的變化，取象日月的升降。分辨星辰的運行，順從陰陽的消長。根據四時氣候的變化來調養身體，追隨上古真人，以求合於養生之道，這樣，也可以延長壽命而接近自然的天壽。」

「其次有賢人者，法則天地，象似日月。辯列星辰[一]，逆從陰陽[二]。分別四時，將從上古，合同

於道，亦可使益壽而有極時。」

〔一〕辯：通「辨」，分辨。

〔二〕逆從陰陽：順從陰陽升降的變化。逆從，偏義複詞，意偏於「從」。

〔點評〕

這幾節論述養生的四種境界：真人、至人、聖人、賢人。這幾節承接了前文論「壽」的思想，突出長壽是養生的目的和標誌。真人是「壽敝天地，無有終時」，至人是「益其壽命而強者也」，聖人是「可以百數」，賢人是「可使益壽而有極時」。從文中對真人、至人、聖人、賢人的描述看，他們達到的境界類似於今天所說的特異功能或氣功，這些我們不去管它。在他們的修煉功夫中蘊含一個核心思想，即精氣神的修煉。

文中說到，真人「呼吸精氣，獨立守神」；至人「積精全神」；聖人「形體不敝，精神不散」。精、氣、神是中國生命科學及中醫學用來說明生命現象以及指導生命修煉及養生治療的基本概念。精、氣、神之間存在著相互依存和轉化的關係，前面已經提及。關於精、氣、神之間的關係，古人有不同的說法。金元四大家之一的李東垣在《省言箴》裡說：「氣乃神之祖，精乃氣之子，氣者精神之根蒂也。積氣以成精，積精以全神。必清必靜，御之以道，可以為天人矣，有道者能之。余何人哉？切宜省言而已。此言養生之道，以養氣為本也。」這裡的關係是：氣精神，而以氣為最重要，似乎與一般講的精氣神不同。實際上是講問題的角度不同。

張介賓認為：「氣義有二：曰先天氣，後天氣。先天者，真一之氣，氣化於虛，因氣化形，此氣自虛無中來；後天者，血氣之氣，氣化於穀，因形化氣，此氣自調攝中來。此一形字，即精字也。蓋精為天一所生，有形之祖。」可見，一般說的精氣神是人體後天生命的化生過程，而氣精神是宇宙先天的化生過程。先天之氣，氣化為精，後天之氣，精化為氣，精氣之間是相互化生的關係。精氣充足，神的功能自然旺盛。神雖然為精氣所化生，神又有駕馭精氣、主導生命活動的作用。神藏於心，稱心神。如果心神妄動，則氣隨心散，氣散不聚，精也就隨氣而亡了。在養生中，修養心神具有特別重要的意義，所以要求「適嗜欲於世俗之間，無恚嗔之心。行不欲離於世，舉不欲觀於俗。外不勞形於事，內無思想之患。以恬愉為務，以自得為功」。故修心養性、調養情志是養生之首務。

四氣調神大論[一]

春季三個月，是萬物復蘇的季節。大自然生機勃發，草木欣欣向榮，應當夜臥早起，在庭院裡散步。披開束髮，舒緩身體，以使神志隨著生發之氣而舒暢。神志活動要順應春生之氣，而不要違逆它。這就與春生之氣相應，是養生的方法。違背了這個方法，會傷肝，到了夏天就要發生寒變。這是因為春天生養的基礎差，供給夏天成長的條件也就差了。

春三月[二]，此謂發陳[三]。天地俱生，萬物以榮[四]。夜臥早起，廣步於庭。被髮緩形[五]，以使志生。生而勿殺，予而勿奪，賞而勿罰[六]。此春氣之應，養生之道也。逆之則傷肝，夏爲寒變[七]。奉長者少。

一 四氣：指春溫、夏熱、秋涼、冬寒的四時之氣。調神：調理精神情志。人作為天地之氣化生的產物，人的生命活動時時離不開自然，與自然之氣相通。同時，人作為萬物之靈，精神是其生命活動的主宰。因此，在天地四時之氣的變化中調攝好精神情志是養生的關鍵，本篇對此問題作了專門的論述。所以名為《四氣調神大論》。本篇首先論述了依據四時之氣的變化而調攝形神的具體方法；其次論述了異常的氣候變化對生命活動的消極影響；指明違逆四時養生原則所造成的傷害。最後，提出了「陰陽四時者，萬物之終始也，死生之本也」的命題，指出了「春夏養陽，秋冬養陰」的養生原則和「治未病」的積極思想。

二 春三月：指農曆的正、二、三月。按節氣為立春、雨水、驚蟄、春分、清明、穀雨。

三 發陳：推陳出新。

四 萬物：古人常指草木。物，本意為雜色牛，在古代文獻中，多引申為有生命之物。泛指一切存在之物是近代以來的事。

五 被髮：披散開頭髮。被，同「披」。緩形：鬆解衣帶，使身體舒緩。

六 「生而」三句：「生」、「予」、「賞」，象徵順應春陽生發之氣的神志活動，「殺」、「奪」、「罰」，指與春陽生發之氣相悖的神志活動。

七 寒變：夏月所患寒性疾病之總名。

〔點評〕

天人相應是中醫學的核心思想。天人問題是中國古代哲學的基本問題，天人合一是中國古代哲學的基本觀點。這一觀點在不同的領域有不同的表現形式，在中醫學中就表現為天人相應。在中國哲學看來，人是由天地之氣所生，人的生存也必須因順天地之道。人類的道德、社會生活以及一切學術都是建立在這一基礎上的。中醫學就是建立在天人相應這一理念基礎上的。如果說《上古天真論》是從養生的主體——人的角度確立了養生的原則和方法，那麼本篇就是從「天人相應」的角度來展開養生之道所應遵循的原則和方法。天人相應有多重內涵，從養生的角度來看，由天地之氣化生而來的人的生命是與天地自然息息相關的，因此養生的根本大法就是因順自然，而違逆自然之道則是養生的大忌，是病夭之由。天地自然之道的基本規律表現為循春夏秋冬四時之序終而復始的循環，所以養生就從一年之首的春三月開始。

經文首先描述了春三月自然界的狀態和特點，然後論述在這三個月中人的生活應該遵循的方法及要求。這種先論自然界再論人的寫法決不是為了文學上的優美，而是天人相應思想的內在要求，蘊含著深刻的內容。春三月是繼承冬三月而來，經過冬三月的沉寂和積蓄，自然界新的循環開始了。天地之氣開始生發萬物。在古人看來，天地之於萬物就好比父母之於子女。《靈樞．本神》說：「天之在我者，德也；地之在我者，氣也，德流氣薄而生者也。」這是說人類的生成是天德下降，地氣上交的結果。其實在古人看來，萬物何嘗不是如此？這裡要注意的是在古人的思維中生成必須依賴於陰陽天地雙方——孤陰不生，獨陽不長。古人思考問題總是從陰陽二者的關係中進行的，不像西方思維從單一的原子出發，這是中國古代思維的根本特點。

所以說「天地俱生」，才有萬物因著天德地氣而欣欣向榮。春三月總的特點是萬物開始萌生，生長是其根本趨勢。養生必須順應這一根本趨勢。睡眠的要求是「夜臥早起」，睡得晚些，早點起床，養生活動從起床後開始，這是每天生活的首要活動。一年四季皆是如此。在庭院中散步，披散開頭髮，舒緩形體，這是為了適應春天氣機生發的特點。這樣做的目的是生發意志。

《內經》的養生之道，不僅對形體有所要求，而且在精神意志上也有同樣的要求，因為人是形神統一體。無論在心態上還是在行為上都要做到使萬物生成而不能殺戮，給予而不能劫奪，賞賜而不能懲罰。這是與春天生發之氣相應，是「養生（生發）」所要求的。在古代，春天可以給樹木培土澆水，這符合使萬物生成之道；但不許砍伐樹木，因為這樣違逆了春生的自然規律。宋代理學大師程頤給太子做老師，某年春天的一天，太子在御花園中遊玩，無意中折了根樹枝玩耍，遭到了程頤的嚴厲批評，根據就是，春天是生長的季節，折斷樹枝違逆了萬物的生長之性，因此是決不允許的。通過程頤對這樣一件在今天看來微不足道的小事的態度，我們可以看出古人順從春生之氣近乎宗教信仰的執著。在古代無論犯了多麼嚴重罪行的死刑犯都不能在春天執行死刑，因為這是違逆天道的行為，一定是秋後問斬。所以，這裡強調的是無論採用什麼樣的具體養生方法都必須順應春生之氣。最後要說的一點是，養生活動有的是特定時間的有意行為，如「廣步於庭」，「被髮緩形」；有的則是任何時間都保有的無意行為，如「生而勿殺，予而勿奪，賞而勿罰」，這主要是一種心態。其他季節的養生也是如此。

《內經》接著論述了違逆春生之道的結果：「逆之則傷肝，夏為寒變，奉長者少。」為什麼是這樣？從五行學說來看，春天屬於木氣當令，人體的肝屬於木。所以春天養生不當就會損傷肝。在人體，肝屬於木，心屬於火。按照五行學說，木能生火。在人體，心的功能有賴於肝的充養，由於春天養生不當，肝氣被傷，機能不足，所以到夏天心火當令之時，得不到足夠的滋養，心火不足，就會出現寒冷的病變，這樣能夠提供給成長季節的東西就少了。由此可見，養生是一個連續的過程，無論現在是什麼樣的狀況，都是此前行為的結果，原因並不在當下，而是在過去。這就是中醫學整體思維的偉大之處。

夏季三個月，是草木繁茂秀美的季節。天地陰陽之氣上下交通，各種草木開花結果。適應這種環境，應該夜臥早起，不要厭惡白天太長。心中沒有鬱怒，則容色秀美，腠理宣通，如有為所愛之物吸引一樣，使陽氣疏泄於外。這就是與夏長之氣相應，是養長的辦法。如果違背就會損傷心氣，到了秋天就會患瘧疾。這是因為夏天長養的基礎差，供給秋天收斂的能力也就差了。

夏三月[一]，此謂蕃秀[二]。天地氣交，萬物華實。夜臥早起，無厭於日。使志無怒，使華英成秀[三]。使氣得泄，若所愛在外。此夏氣之應，養長之道也。逆之則傷心，秋爲痎瘧[四]。奉收者少。

[一] 夏三月：指農曆的四、五、六月。按節氣為立夏、小滿、芒種、夏至、小暑、大暑。

[二] 蕃（fán）秀：草木繁茂，華美秀麗。秀，華美。

[三] 華英：這裡指人的容貌面色。華，古「花」字。英，草之花。

[四] 痎（jiē）瘧：瘧疾的總稱。

【點評】

夏三月是接著春三月而來的。春天的生氣累積到夏天，萬物進一步成長壯大所以稱為「蕃秀」。蕃，是繁茂；秀，是華美。夏至一陰生，陰氣開始微微上升，陽氣開始微微下降，所以說「天地氣交」，天地之氣相融相交。上文說過，古人認為萬物的生成必須是陰陽二氣和合。陽氣施化，陰氣結成，二者相合，所以萬物開花結果。這是自然界的變化。順應這一變化，應該和春天一樣「夜臥早起」，不要躲避日光。日為陽，夏三月是陽氣盛大之時，人體的氣機與自然界的氣機應該同步變化。如果夏天不敢見日光，總是躲在陰涼之處，人體之氣就不能與天地之氣同步變化，這不合乎夏天的養長之道。

現代有了空調，很多人夏天都喜歡躲在空調房中，雖然感覺比較舒服，但並不符合養生之道。這樣就切斷了人與自然的聯繫，人的氣機不能與自然界的氣機變化保持同步。夏天還是應該多出些汗，才能有效排除體內的毒素，臟腑機能處於活躍的狀態；相反，夏天躲在空調房中，完全不出汗，臟腑就不能處於其應有的狀態，於養生不利。現代的科技固然給人帶來舒適便利，但也容易使人遠離自然。我們一方面享受科技的好處，同時也應該看到科技帶來的負面影響，在這個問題上，應該運用我們的理性，不能完全順從自己感性的欲求。

除了在行為上「無厭於日」，在精神上還要「使志無怒」，即不能讓精神受到壓抑。何謂「怒」？一般理解為，怒是發怒、生氣。那麼發怒、生氣是什麼狀態呢？成語「含苞怒放」，苞是花蕾未開之前的包裹狀態，花開了，這包裹狀就打開了，所以，「怒」就是形容花要開未開之前的衝擊狀態。另外，人在暴怒時會出現血管暴脹的現象。這是被壓抑出現的反應。我們知道，發怒是人的願望被客觀現實所阻，不能實現的心理反應。夏天正是天地陰陽之氣相互交融的季節，陰陽之氣的交融不能受到壓抑和阻滯；所以夏天人的精神意志應該處於自由開放，不能壓抑，才符合養生之道，這樣才能「使花英成秀」。「花英成秀」本意是由花結成果實。英，也是花，是草的花。這裡是比喻，是說人體之氣、臟腑的機能也像自然界的花結成果一樣發生應有的變化，其主要的表現是「使氣得泄」。夏天是成長的季節，萬物成長壯大，人體之氣也應該向外伸張疏泄，就像有特別喜愛的人或者物在外面召喚自己，不得不出去一樣。這就是夏天人體之氣應該有的反應，是養長的方法。

秋季三個月，是草木自然成熟的季節。天氣勁急，地氣清明。適應這種環境，應當早臥早起，和雞同時活動。保持意志安定，從而舒緩秋天勁急之氣對身體的影響。精神內守，不急不躁，使秋天肅殺之氣得以平和。不使意志外弛，使肺氣清和均勻。這就是與秋收之氣相應，是養收的方法。如果違背就會損傷肺氣，到了冬天就要生飧泄病。這是因為秋天收斂的基礎差，供給冬天潛藏之氣的能力也就差了。

秋三月[一]，此謂容平[二]。天氣以急，地氣以明。早臥早起，與雞俱興。使志安寧，以緩秋刑。收斂神氣，使秋氣平。無外其志，使肺氣清。此秋氣之應，養收之道也。逆之則傷肺，冬為飧泄[三]，奉藏者少。

一 秋三月：指農曆的七、八、九月。按節氣為立秋、處暑、白露、秋分、寒露、霜降。

二 容平：盛滿，草木到秋天已達成熟的景況。

三 飧（sūn）泄：完穀不化的泄瀉。飧，本意為夕食。引申有水澆飯之意。

［點評］

接夏三月而來的是秋三月，其物象特徵是容平，這是陰陽作用的結果。夏天陽氣盛大，所以萬物成長，呈「蕃秀」之象；而到了秋天，由於從夏至開始一陰生，陰陽和合，萬物尤其是植物開始秀而結實，已經平定，不再像夏天那樣成長、擴張了，所以稱「容平」。這時天氣的特點是風氣勁急，地氣清明，物色清肅。我們從經驗中都知道，秋天的蔬菜有清涼之感，不像夏天的蔬菜有一種混濁之象；這是因為秋天金氣當令，金氣的特點是清涼肅殺；而夏天是火氣當令，火氣的特點是炎熱混濁。順應這一特點，秋天的養生應該「早臥早起，與雞俱興」。早臥以避初寒，早起以從新爽。秋天養生在情志上要「使志安寧」，「收斂神氣」，「無外其志」。

秋天是從夏天的陽氣主令轉變為陰氣主令，順應這一變化，意志也從夏天的自由奔放的「所愛在外」，變成「無外其志」的安寧收斂，這樣才能舒緩秋天的肅殺之氣。秋天人體是肺氣主令，肺氣的特點是清肅下行；如果這時還是意志外弛，就與肺氣的清肅相反，肺氣不得清肅。順應秋天養生的關鍵是意志不能再像夏天那樣「若所愛在外」了，這就是順應秋天氣候應有的反應，是「養收」的方法。違逆了「養收」的方法就會傷肺。肺屬於金，旺於秋，秋失所養，故傷肺。在五行，金生水，腎屬水，肺傷則不能滋養腎水，所以到了腎氣當令的冬季則腎虛飧泄，這樣供給冬藏的就少了。

冬季三個月，是萬物生機潛伏閉藏的季節。寒冷的天氣，使河水結冰，大地凍裂。這時不能擾動陽氣。適應這種環境，應該早睡晚起，一定等到太陽出來時再起床。使意志如伏似藏，好像心裡很充實，好像已經得到滿足，還要避開寒涼，保持溫暖。不要讓皮膚張開出汗而頻繁耗傷陽氣。這是與冬藏之氣相應，是養藏的方法。如果違背了這個道理，會損傷腎氣，到了春天，就要得痿厥病。這是因為冬天閉藏的基礎差，供給春季生養的能力也就差了。

冬三月[一]**，此謂閉藏**[二]**。水冰地坼，無擾乎陽。早臥晚起，必待日光。使志若伏若匿，若有私意，**

若已有得，去寒就溫。無泄皮膚，使氣亟奪[三]。此冬氣之應，養藏之道也。逆之則傷腎，春為痿厥[四]。奉生者少。

[一] 冬三月：指農曆的十、十一、十二月。按節氣為立冬、小雪、大雪、冬至、小寒、大寒。

[二] 閉藏：密閉潛藏。指萬物生機潛伏。

[三] 氣：指「陽氣」。亟（qì）：頻繁，多次。奪：被耗傷。

[四] 痿厥：四肢枯痿，軟弱無力。

【點評】

冬三月，天地和萬物的特點是閉塞收藏。由於陽氣潛藏，而見河水結冰，大地開裂。這是自然界的基本狀態，順應這一規律，冬三月養生的要義是不能擾動潛藏的陽氣。古人認為人的活動必須順應陰陽的變化，日出而作，日入而息，所以冬三月「早臥晚起，必待日光」。關於「臥起」，春夏秋三季是早起，冬季晚起。其實，無論早起晚起都是以日出為標準。由於春夏秋三季天較長，即使早起一般也不會早於日出；而冬季日短，所以特別強調晚起要到日出之後。

冬三月養生在意志上的要求是「使志若伏若匿，若有私意，若已有得」，意思是順應冬藏的特點，意志也要閉藏於內，而不能外弛。由於意志作為主觀的精神狀態不好用語言描述，所以作者用了幾個比喻來說明。「若伏若匿」，就像潛伏藏匿；「若有私意」，私與公相對，也有隱秘之意；「若已有得」，已有所得，就不再外求。在形體方面的要求是「去寒就溫，無泄皮膚」，以養氣，不使陽氣被劫奪。所以冬季養生以閉藏陽氣，不使之耗奪為關鍵。這是順應冬氣的反應，是「養藏」的方法。違逆則傷腎，腎屬水，旺於冬，冬失所養，故傷腎，腎傷則肝木不得滋養，肝主筋，至春令而筋病為痿。陽氣應該潛藏，冬季不能潛藏，則陽虛為厥。違逆了冬藏的準則，供給春生的就少了。

一年四季之所以有這樣的變化規律，其根本原因在於陰陽之氣，特別是陽氣的週期變化使然。由於陽氣的生長收藏的變化而有了自然界中萬物的生長收藏的變化。其中，以植物的變化最為明顯。當然，動物和人類同樣也有這樣的變化規律，在《內經》看來，具有能動性和自覺性的人類更應該自覺地遵循，不能違反，這是養生的關鍵。《內經》春夏秋冬四季的特徵概括為「發陳」、「蕃秀」、「容平」和「閉藏」，這是陽氣一年四季週期變化所致物象的根本特徵，也是人類養生的基礎和前提。《內經》在論四季養生時首先描述自然界的特點，這並非是文學化的筆法，而是中醫學天人相應理論的具體體現，只有懂得了自然界的變化規律，才能談得上養生。

四季養生包含的內容非常豐富，但《內經》特別強調的是「臥起」與「志」方面的要求。春夏是「夜臥早起」，秋是「早臥早起」，冬是「早臥晚起」。雖然臥起有早晚，但都是順應自然的要求。春夏為陽，此時陽氣處於生長的狀態，順應這一狀態臥起要「夜臥早起」；秋冬為陰，陽氣開始收斂閉藏，順應這一狀態臥起要「早臥早起」及「早臥晚起」。人類生活必須順應陰陽之道，而最重要的陰陽變化就是自然界的晝夜的交替和人類的臥起交替，所以臥起必須順應陰陽之道。

人作為形神統一體，形是精神的基礎，神是形體的主宰，神對於人的生命有著特別重要的意義。神存是活人，而神去則是「形骸獨居」的屍體。當然，這屍體很快也就腐朽了。所以《內經》強調「神」對養生和治療的重要意義。本文關於四季養「志」的論述，頗令人費解。不要說今人，就是古人也不是很容易明白，所以作者在這個問題上採用很多比喻。曰：「生而勿殺，予而勿奪，賞而勿罰」；曰：「使志無怒，使華英成秀。使氣得泄，若所愛在外」；曰：「使志安寧，以緩秋刑。收斂神氣，使秋氣平。無外其志，使肺氣清」；曰：「使志若伏若匿，若有私意，若已有得」。由於古人行文簡潔，在討論四季養生時每個章節的文字都不是很多，相對而言，論「志」的文字則相當多。何以如此？這個問題不易理解，不易說清楚。因為「志」就是人的精神狀態，作為精神狀態的「志」是主觀性的東西，不能客觀化，不能耳聞目見，但又真實存在。

中國的文字是象形字，起源於圖畫，是對外部世界有形可見的事物的描摹。但是，當我們用這套文字描述主觀世界時卻遇到了困難。雖然我們每個人都能確證主觀精神世界的真實性，但這真實性又是不能客觀化的，不能外化成耳聞目見的，所以只能用比喻的方法來描述我們的精神世界。比如我們常說的「心裡暖烘烘的」、「內心淒涼」等，實際上都是比喻。我們是用外在的溫暖來比喻內心的高興狀態，用外界的淒涼比喻內心的不悅。實際上我們的內心並沒有物理上的溫暖和淒涼，不能用溫度計來度量，我們對主觀精神世界的描述完全是用描述外部世界的語言來做比喻。養「志」自然要符合陽氣的生長收藏的規律，「志」在春夏秋冬也要處於生長收藏的狀態，所以才有以上一系列的比喻。

本篇的「志」主要指的是「情志」，即情感。本篇認為，隨著一年四氣的生長收藏，人的情感也應該生長收藏，所以春天是「以使志生，生而勿殺，予而勿奪，賞而勿罰」，夏天是「使志無怒，使華英成秀」。這裡的「使志無怒」，顯然是指情感。秋天是「使志安寧」、「無外其志」，冬天是「使志若伏若匿，若有私意，若已有得」。如果把「志」解釋為現在的「意志」的「志」，則不太好理解，在智、情、意中只有「情」有顯露於外的明顯的變化，而自制力強的人又能喜怒不形於色。

中國養生學在漫長的發展中創造了豐富多彩的養生方法，但是依照四時的變化規律養生是一切養生方法的根本要求，是養生的綱領。所有的養生方法都是在此基礎上展開的，都不能違背這一根本規律。這是中醫學天人相應理念的必然要求。所以無論怎麼強調「四氣調神」的重要性都不為過。後世的養生著作一般都涉及到四時養生問題，如宋代劉詞的《混俗頤生錄》、元代丘處機的《攝生消息論》、明代高濂的《遵生八箋》等。

最後要說的是，我們習慣上所說的養生是養生、養長、養收、養藏的代稱或簡稱，準確地說，應該是春養生、夏養長、秋養收、冬養藏。因為春為一年之首，所以可以用養生涵蓋養長、養收、養藏。

天氣清淨光明，潛藏著清淨光明的生生之德，永遠無盡，所以萬物能長久生存而不會消亡。如果天德不藏，顯露他的光明，日月就沒有了光輝，如同外邪乘虛侵入孔竅，釀成災害一樣。流暢的陽氣，就會閉塞不通，沉濁的地氣，反而遮蔽光明。雲霧瀰漫不晴，那麼，地氣不得上應天氣，甘露也就不能下降。天地之氣不能交流，萬物的生命不得成長，這樣名果珍木多亡。邪氣潛藏而不得散發，風雨失節，白露不降，草木枯槁不榮。邪風時時侵襲，暴雨不斷襲擊，春、夏、秋、冬不能保持相互間的平衡，與正常的規律相違背，則萬物在生長的中途便都夭折了。只有聖人能夠順應自然變化，注意養生，所以身體沒有重病。如果萬物都不失保養之道，那麼它的生命之氣則不會衰竭。

天氣，清淨光明者也，藏德不止，故不下也。天明則日月不明[一]，邪害空竅[二]。陽氣者閉塞，地氣者冒明。雲霧不精[三]，則上應白露不下。交通不表，萬物命故不施[四]，不施則名木多死。惡氣不發，風雨不節，白露不下，則菀槁不榮[五]。賊風數至，暴雨數起，天地四時不相保[六]，與道相失，則未央絕滅。唯聖人從之，故身無奇病[七]。萬物不失，生氣不竭。

[一] 天明：張景嶽：「惟天藏德，不為自用，故日往月來，寒往暑來，以成陰陽造化之道。設使天不藏德，自專其明，是則大明見則小明滅，日月之光隱矣，晝夜寒暑之令廢，而陰陽失其和矣，此所以大明之德不可不藏也。所喻之意，蓋謂人之本元不固，發越於外而空竅疏，則邪得乘虛而害之矣。」

[二] 空（kōng）竅：即孔竅。空，穴，洞。

[三] 不精：「精」與「晴」通，即不晴。

[四] 不施：不得生長。

[五] 菀（yùn）槁不榮：生氣蘊積不通而枯槁失榮。菀，通「蘊」，蘊積。

[六] 「天地」之句：春、夏、秋、冬不能保持陰陽變化的正常規律。

[七] 奇病：即重病。

〔點評〕

根據陰陽理論，天為最大的陽，地為最大的陰。天的陽是一切事物陽氣的來源，地的陰是一切事物陰氣的來源。天上的日月五星在古人看來是天的陽氣凝聚而成。天氣的本性是清淨的，正因為天氣的清淨無為，才有日月五星的光明。所謂天德也就是天道。德者得也，得之於道也。老子曰：「道生之，德畜之。」道是總說，德是分說。就某一物來說稱「德」，因為天地為萬物之父母，所以天德也就是天道。從其發生的作用角度來說稱其「德」。《易．乾》：「夫大人者，與天地合其德，與日月合其明。」有某種德性就會有某種德行。如某人有助人為樂的美德就會有助人為樂的行為。就人來說，只有其美德永遠地藏於內心，行為才能合乎美德。如果美德丟失，美行也就不復存在。

只有天德潛藏，自然界才能正常運行。老子認為，道對於萬物是「生而不有，為而不恃，長而不宰」的，「是謂玄德」。又說：「道常無為，而無不為。侯王若能守之，萬物將自化。」孔子也說過：「為政以德，譬如北辰，居其所而眾星共之。」這些言論均表示，對於事物發展具有決定性的力量，其發生作用的方式並非是越俎代庖式的直接干預，而是隱秘地在暗中發生間接的作用，這就是無為。對於無為的作用，人們往往因為認識不到而遭到懲罰。如森林草原對於維持生態平衡具有重要作用，可是由於無知，大量地毀壞森林草原以種植糧食，結果受到自然的懲罰。

天德潛藏的道理推之於養生，就是人的真氣不能洩露，應清淨無為，取法自然之道，以保其天真。如果背離大道，本元不固，發越於外則孔竅疏張，邪氣乘虛而入，則病矣。

按照中國傳統哲學的觀點，天地之氣是相互交通的，正是由於天地之氣的正常交通，才保證了萬物的生生化化。《周易》通過很多卦象表達了這一思想。《泰卦》乾下坤上，表示天氣上升，地氣下降，天地之氣升降循環而萬物平穩生長，故稱「泰」。泰，安也，定也。《泰．象》曰：「泰，小往大來，吉，亨。則是天地交而萬物通也，上下交而其志同也。」《咸．象》曰：「咸，感也。柔上而剛下，二氣感應以相與，止而說，男下女，是以亨，利貞，取女吉也。天地感而萬物化生，聖人感人心而天下和平。觀其所感，而天地萬物之情可見矣！」相反，天地之氣不能升降交通，則萬物閉塞不通，則是病態。《否卦》卦象與《泰卦》正相反，乾上坤下，表示天地之氣不能交通。《否．象》曰：「天地不交，否。」所以天地之氣能否交通決定兩種不同的狀態。《易．坤》：「天地變化，草木蕃；天地閉，賢人隱。」這是說天地之氣能夠交通則萬物能夠發生變化，草木繁茂，欣欣向榮；反之，天地之氣不能交通，則萬物閉塞，賢人也要隱居了。所以天地之氣，必須交流暢通。《謙．象》曰：「謙，亨。天道下濟而光明，地道卑而上行。」《繫辭下》總結說：「天地絪縕，萬物化醇；男女構精，萬物化生。」「陽氣者閉塞，地氣者冒明」，就是天地之氣不能交通出現的反常情況。天氣不能下降，必致孤陽浮越於上，而閉塞陰氣，地氣隔絕，冒蔽光明；而致雲霧瀰漫不晴，甘露不能下降。「交通不表」就是天地之氣不能正常交流，由此而造成下文所說的一切非常嚴重的異常變化。這是失道的必然結果。從天地的失常表現，聖人領悟到必須順從天道。一方面保藏好真精神氣，一方面保持一身之氣的上下交通，即取法於乾坤坎離之道。坤為陰，主受納潛藏，順承於天；乾為陽，主健運不息。這是先天之陰陽。即「天氣，清淨光明者也，藏德不止」。離為火，在臟為心；坎為水，在臟為腎。心火下降，腎水上升，水火既濟，地天交泰。這就是「交通表」。這是後天的陰陽。唯有懂得這些道理，並實踐之，才能「生氣不竭」，健康長壽。

如果違背了春天之氣，少陽之氣就不能生發，會使肝氣內鬱而發生病變。如果違背了夏天之氣，太陽之氣就不能生長，會使心氣內虛。如果違背了秋天之氣，少陰之氣就不能收斂，會使肺熱葉焦而脹滿。如果違背了冬天之氣，太陰之氣就不能潛藏，會使腎氣衰弱。四時陰陽的變化，是萬物生長收藏的根本。聖人順應這個規律，在春夏保養心肝，在秋冬保養肺腎，以適應養生的根本原則。假如違背了這一根本原則，便會摧殘本元，損壞身體。所以四時陰陽的變化，是萬物生長收藏的由來，死生的本源。違背它，就要發生災害；順從它，就不會得重病。這樣才可以說掌握了養生規律。不過這個養生規律，只有聖人能夠奉行，愚昧的人則會違背。如果順從陰陽變化的規律，就會生存，違背陰陽變化的規律，就會死亡；順從這個規律就會安定，違背了，就要發生禍亂。如果不順從陰陽四時的變化而違逆，就會生病。

逆春氣，則少陽不生[一]，肝氣內變。逆夏氣，則太陽不長，心氣內洞[二]。逆秋氣，則少陰不收，肺氣焦滿。逆冬氣，則太陰不藏，腎氣獨沉[三]。夫四時陰陽者[四]，萬物之根本也。所以聖人春夏養陽，秋冬養陰[五]，以從其根。逆其根，則伐其本，壞其真矣[六]。故陰陽四時者，萬物之終始也，死生之本也。逆之則災害生，從之則苛疾不起。是謂得道。道者，聖人行之，愚者背之。從陰陽則生，逆之則死，從之則治，逆之則亂。反順爲逆，是謂內格[七]。

[一] 少陽：指春季。根據陰陽學說春季為少陽，夏季為太陽，秋季為少陰，冬季為太陰。

[二] 內洞：內虛。洞，空，虛。

[三] 獨沉：衰憊。

[四] 四時陰陽：指春溫、夏熱、秋涼、冬寒的四季變化和一年陰陽變化規律。

五 春夏養陽，秋冬養陰：春夏保養心肝，秋冬保養肺腎。

六 壞其真：「真」有「身」義，即壞其身。

七 內格：古病名。即關格，臨床表現為水穀不入（關閉），二便不通（阻格）。

【點評】

這一節指出一年四季都有主時的臟腑經絡，如果違逆了四時之氣，就會損害相應的臟腑經絡而引發病變。所以得出結論：「夫四時陰陽者，萬物之根本也」，「故陰陽四時者，萬物之終始也，死生之本也」。這是《內經》，也是中國古代哲學的核心觀點。包括人類在內的萬物之所以能夠產生，並在天地之間生存，造就了欣欣向榮的生命世界，根本原因就是陰陽四時的週期性變化使然。所以人類生存和養生必須遵循陰陽四時之道，「與萬物沉浮於生長之門」。這就是本文四時養生所啟示的內容。是否順從陰陽關係到生死治亂，不可小覷。

所以聖人不治已發生的病而宣導未病先防；不治理已形成的動亂而注重在未亂之前的疏導，說的就是這個道理。假如疾病形成以後再去治療，動亂形成以後再去治理，這就好像口渴才去挖井，發生戰鬥才去鑄造兵器，那不是太晚了嗎？

是故聖人不治已病治未病，不治已亂治未亂，此之謂也。夫病已成而後藥之，亂已成而後治之，譬猶渴而穿井，鬥而鑄兵，不亦晚乎？

〔點評〕

治未病是中醫學獨特的理念。「治未病」字面的意思是治療沒有發生或者不存在的疾病，當然這樣理解是不對的，應該理解為未病先防或者預防疾病。那麼「治未病」具有可能性嗎？這決定於不同醫學體系的醫學觀。就西方醫學來說，「治未病」除了少部分疾病外，基本上是不可能的。少部分疾病主要是病因明確的傳染病，由於疫苗的發明而使治未病成為可能；而大部分疾病的治療依賴於臨床上病人出現的症狀和檢測到的體徵。因此，在這些症狀和體徵未出現之前，治未病是不可能的。

所以，西醫在理論上沒有治未病之說。在中醫學的視域內，治未病是可能的。中醫認為和人生有關的一切既是人生存的前提，也可能成為致病的根源，而這些致病的根源通過一定的方法是可以避免成為致病因素的。人生於天地之間，天地之氣可以致病；人有情志、情感，七情六慾可以致病；人有飲食男女之慾，飲食男女可以致病。所以《靈樞．本神》總結說：「故智者之養生也，必順四時而適寒暑，和喜怒而安居處，節陰陽而調剛柔，如是則僻邪不至，長生久視。」所以，養生是治未病的第一要義。

中醫學最重視的是養生學，其次才是治療學，並將治未病視為醫學的最高境界。《內經》說：「上工治未病，不治已病。」不僅中醫學以養生學為最高境界，以儒、釋、道為代表的中華傳統文化也是重視養生的文化，無論是儒家的「君子坦蕩蕩」，還是道家的「致虛守靜」，以至佛教的「明心見性」，都能使人保持內心的清靜安寧、和樂輕靈，都是最好的精神養生學。

治未病的第二層內涵是對既病之後而言的。第一，早期治療。指疾病剛剛出現先兆時就及時採取治療措施。《素問．刺熱篇》說：「肝熱病者，左頰先赤；心熱病者，顏先赤；脾熱病者，鼻先赤；肺熱病者，右頰先赤；腎熱病者，頤先赤。病雖未發，見赤色者刺之，名曰治未病。」第二，對於某些慢性病或週期發作的疾病在其間歇期採取治療措施，可以收到較好的療效。如大家熟悉的冬病夏治。《靈樞．逆順》說：「上工，刺其未生者也。其次，刺其未盛者也。其次，刺其已衰者也。下工，刺其方襲者也，與其形之盛者也，與其病之與脈相逆者也。故曰：方其盛也，勿敢毀傷，刺其已衰，事必大昌。故曰：上工治未病，不治已病。此之謂也。」第三，既病防變。《金匱要略》說：「治未病者，見肝之病，知肝傳脾，當先實脾。」張仲景提示醫家在治療中應該根據臟腑之間五行生剋關係來推知既病的臟腑可能影響到的臟腑而採取防範措施，阻止疾病的傳變。

「生氣通天論」[一]

黃帝說：「自古以來人的生命活動與自然界的變化就是息息相通的，這是生命的根本，生命的根本就是陰陽。在天地之間，四方上下之內，無論是地之九州，還是人的九竅、五臟、十二節，都與自然之氣相通。天之陰陽化生地之五行之氣，地之五行又上應天之三陰三陽。如果經常違反陰陽變化的規律，那麼邪氣就會傷害人體。所以說陰陽是壽命的根本。」

黃帝曰：「夫自古通天者，生之本，本於陰陽。天地之間，六合之內[二]，其氣九州、九竅、五藏、十二節[三]，皆通乎天氣。其生五[四]，其氣三[五]。數犯此者，則邪氣傷人。此壽命之本也。」

[一] 生氣：即生命之氣，是人體生命活動的動力。天：包括地，指整個自然界。中醫認為，人體生命之氣時時與自然相通，這就是天人相應的思想。人體內的五味、五氣等都取之於自然界；而五味、五氣失於正常，又能傷害人體。本篇具體討論了這些問題，故以《生氣通天論》名篇。本篇提出的重要思想有：一、「陽氣者若天與日，失其所則折壽而不彰」，成為後世重視陽氣的溫補學派的理論淵藪。二、「陰平陽秘，精神乃治，陰陽離決，精氣乃絕。」闡明了陰陽的平秘對於生命活動的重要意義，成為中醫學認識人體生命的最高原理和養生治療的最高價值追求。

[二] 六合：四方上下為「六合」。

[三] 九州：古指冀、兗、青、徐、揚、荊、豫、梁、雍為九州。九竅：上七竅：耳二、目二、口一、鼻孔二；

下二竅：前陰、後陰。十二節：四肢各有三大關節，上肢：腕、肘、肩；下肢：踝、膝、髖，共十二節。

四 其生五：「其」指天之陰陽，「五」指金、木、水、火、土五行。

五 其氣三：指陰陽之氣各有三，即三陰三陽。

【點評】

無論是人類還是動植物的生命，都是以與天地之氣息息相通為存在的前提，這是天地間自生命現象產生直至生命現象消失永遠存在的規律。這裡的關鍵字是「通天」、「生之本」和「陰陽」，說明生命是開放的系統，必須時時刻刻與天地之氣保持相通關係才能存在。這是生命存在的根本，這個根本就是陰陽。中醫有句名言：「不通則痛。」其實也可以說「不通則病」。任何疾病都是由於「通」出現了問題所致。《泰·象》曰：「泰，小往大來，吉，亨。則是天地交而萬物通也，上下交而其志同也。」《睽·象》曰：「天地睽而其事同也，男女睽而其志通也，萬物睽而其事類也。」這是從正面說明「通」的意義，而《否·象》曰：「否之匪人，不利君子貞，大往小來。則是天地不交而萬物不通也，上下不交而天下無邦也。」不能交流溝通無論是萬物還是邦國的存在都會成問題的。《繫辭上》給「通」下了個定義：「往來不窮謂之通。」就是說事物之間永遠處於相互往來交流之中就是通，只有通才能保證事物的恒久存在。《繫辭下》說：「窮則變，變則通，通則久。」所以無論是養生還是治病都得以保持「通」的狀態為目標。「通」既包括人與天地之氣的交流暢通，也包括自身臟腑經絡之間氣血的交流暢通，還包括自我心靈與他人心靈的交流暢通等等。譚嗣同甚至以「通」釋「仁」，說：「仁以通為第一義。」可見「通」之重要。

天、天氣，即乾元，是萬物產生的根基。《乾．彖》曰：「大哉乾元！萬物資始，乃統天。雲行雨施，品物流形。大明終始，六位時成，時乘六龍以御天。乾道變化，各正性命，保合大和，乃利貞。首出庶物，萬國咸寧。」自古所有的生命都與乾元之氣相通，以此為自身生存之基；而乾元之氣也就是陰陽，所以陰陽是生命的根本。整個天地之氣，外到九州，內而九竅，五臟十二節，精神氣血的動靜升降都依賴於天氣，都與天氣相通。

地之五行之氣，天之三陰三陽之氣都由陰陽之氣化生，養生之關鍵就是順從五行和三陰三陽之氣的規律，這就是「知於術數」。如果違背這一規律，邪氣就會乘虛而入。這是生命的根本。

「自然界的天氣清淨，人的意志就平和，順應這個道理，陽氣就固密。即使有賊風邪氣，也不能侵害人體。所以善於養生的聖人，能夠聚集精神，呼吸天地精氣，而與天地陰陽的神明變化相統一。如果違背這個道理，在內會使九竅不通，在外會使肌肉壅阻，衛陽之氣耗散，這是自己造成的傷害，因為陽氣受到了削弱。」

「蒼天之氣[一]**，清淨則志意治**[二]**，順之則陽氣固。雖有賊邪**[三]**，弗能害也。故聖人傳精神**[四]**，服天氣而通神明**[五]**。失之則內閉九竅，外壅肌肉**[六]**，衛氣散解**[七]**，此謂自傷，氣之削也。」**

[一] 蒼天：天空，天氣。
[二] 治：平和調暢。
[三] 賊邪：賊風邪氣，泛指外界致病因素。
[四] 傳：通「專」，專一，集中。
[五] 服天氣：即《上古天真論》之「呼吸精氣」，吸取天地之氣。神明：指陰陽的變化。
[六] 壅：阻塞。
[七] 衛氣：屬於陽氣的一種，如同保衛於人體最外層的樊籬，所以稱「衛氣」。

【點評】

人生存於天地之間，天人相應，人的生命之氣依賴於天氣。什麼狀態的天地之氣最宜於養生呢？《四氣調神大論》說：「天氣，清淨光明者也，藏德不止，故不下也。」天氣清淨是萬物生化的前提。因此，清淨是養生的根本。清淨，也作「清靜」。《至真要大論》云：「必清必靜。」雖然淨指乾淨，靜指安靜，但在意義上是有聯繫的，只有靜才能淨，在一定意義上，「清淨」可以與「清靜」通釋。

清靜是道家的核心觀念，《內經》養生的清淨思想概源於道家。老子認為，創生並衣養萬物的「道」就是無為清靜。他說：「靜為躁君」，「靜勝躁，寒勝熱。清靜為天下正」。意思是清靜是躁動的根本，是世界的本性。君王治國也以清靜為本，他說：「道常無為而無不為。侯王若能守之，萬物將自化。化而欲作，吾將鎮之以無名之樸。鎮之以無名之樸，夫將無欲。不欲以靜，天下將自定。」這裡老子把「靜」和「不欲」聯繫起來，作為治世的根本方法，同樣也是養生的根本方法。老子說：「致虛極，守靜篤，萬物並作，吾以觀復。夫物芸芸各歸其根。歸根曰靜，是謂覆命；覆命曰常，知常曰明。」這是說世界的表象雖然是萬物並作，千姿百態，但終究以清靜為根本，最終要回歸虛靜的本根。致虛守靜既是認識的方法也是養生的方法。保持內心的虛靜安寧就是長壽的根本。

《內經》發展了老子的養生思想，把清靜和志意聯繫起來，認為「清淨則志意治」，清靜是志意治的條件。《四氣調神大論》中，四時養生都有養志的內容，志意要隨著四時陰陽的變化而變化。此外，志意養生的最重要的方法就是清淨，內心的清靜安寧。這是任何時候都應該保有的狀態。

上文云：「生之本，本於陰陽。」這裡又提出陽氣的問題，生命之氣與天氣相通，生命以陽氣為本，陽氣固而不衰，陰氣必順從陽氣，不失天和，而長有天命；所以本文特別強調陽氣在養生中的意義，「順之則陽氣固」。

本文提出了保養精氣神的方法：「傳精神，服天氣」，就能達到「通神明」的境界，即《上古天真論》的「呼吸精氣」。古人認為天地之間充滿著精氣，此精氣既是人類生命的源泉，也是個體生命健康長壽的根本。所以通過汲取天地精氣的修煉方法就可以達到長生久視的目的。老子也提出了這樣的修煉方法：「載營魄抱一，能無離乎？專氣致柔，能如嬰兒乎？滌除玄鑒，能無疵乎？愛國治民，能無為乎？天門開闔，能為雌乎？明白四達，能無知乎？」老子的「專氣」即本文的「傳精神，服天氣」。

中國古代思想家很早就認識到無論是積極還是消極事件的發生都與自我有莫大的關係，自己是主要的責任者。《易・需》曰：「需於泥，災在外也。自我致寇，敬慎不敗也。」意思是外在的災害是自我招致的，只有敬慎小心才能避免。《繫辭上》：「子曰：作《易》者其知盜乎？《易》曰：『負且乘，致寇至。』負也者，小人之事也。乘也者，君子之器也。小人而乘君子之器，盜思奪之矣；上慢下暴，盜思伐之矣。慢藏誨盜，冶容誨淫。《易》曰：『負且乘，致寇至。』盜之招也。」一般人往往把被盜責之於強盜，而孔子認為被盜很大程度上是自己招致的。一個小人背負著財寶，乘坐著君子的華麗車軒，強盜就會想著搶奪了。所以孔子總結說：不把財寶收藏好就是教誨偷盜，女子妖冶的打扮就是教誨淫亂。孔子的這種觀點人們一時可能難以接受，但仔細想來是有深刻道理的。發生在我們身上的一切我們自己都負有主要的責任，我們自己不同的作為會導致完全不同的結果。《呂氏春秋》說：「肥肉厚酒，務以自強，命之曰爛腸之食。靡曼皓齒，鄭衛之音，務以自樂，命之曰伐性之斧。」肥肉厚酒雖然是爛腸之食，但沒有人強迫你，是你自己要吃；靡曼皓齒，鄭衛之音雖然是伐性之斧，也是你自己要追求。又說：「故敗莫大於愚。愚之患，在必自用。」所以，自己的責任不能不深思。正如《商書．太甲》中的名言：「天作孽，猶可違；自作孽，不可活。」《靈樞．五變》說：「夫天之生風者，非以私百姓也，其行公平正直，犯者得之，避者無殆，非求人而人自犯之。」中醫學雖然認為疾病的發生有外部的原因，但發病的關鍵還在於自我。強調自我在疾病的發生和養生保健中的主體地位，這是中醫學的偉大之處。

對於「失之則內閉九竅，外壅肌肉，衛氣散解」這樣的病變，本文沒有歸責於外界的賊風邪氣，而是說：「此謂自傷，氣之削也」，是因為陽氣被消耗，自我傷害所致。中醫學認為疾病的發生是正邪相爭的結果。雖然邪氣是致病的原因，但邪氣能否致病則取決於正氣的強弱。正氣強則可抗邪外出，而不病；正氣不足，不能抗邪，則發病。所謂「正氣存內，邪不可干」，「邪之所湊，其氣必虛」。中醫學的這一觀點，一方面是符合科學道理的。現代科學證明，醫學對於健康的貢獻只有百分之八。人之所以能夠在充滿細菌病毒的世界中安然無恙地生存，關鍵在於自身的免疫力。如果自身免疫力缺失，什麼靈丹妙藥都無濟於事。我們都熟知的例子就是愛滋病。醫學上叫做獲得性免疫缺陷症，也就是說這種病人喪失了免疫力，所以預後不佳。另一方面，中醫學重視自我正氣在疾病和養生中的意義，就為治未病奠定了理論基礎，使治未病成為可能。既然疾病發生的最終病源決定於正氣的強弱，那麼時時保護正氣就是治未病，就是最佳的養生之道。中醫學認為疾病的主要原因不外乎自然界異常的氣候、自己的七情六慾、飲食勞倦等方面，而這些致病因素都是自我可以控制的，所以治未病和養生保健也是可能的。

「人體的陽氣，就像天上的太陽一樣，太陽不能在其軌道上正常運行，萬物就不能生存；人體的陽氣不能正常運行於人體，就會縮短壽命而不能使生命成長壯大。所以天體運行不息，是藉著太陽的光明，同理，人體健康無病，是依賴陽氣的輕清上浮保衛於體表。」

「陽氣者，若天與日，失其所則折壽而不彰[一]**。故天運當以日光明，是故陽因而上，衛外者也。」**

[一] 折壽：短壽。不彰：不明。彰，明，著。

〔點評〕

這裡明確指出陽氣是生命的根本，是長壽的根基。陽氣就如同天上的太陽，是萬物生存的根據。所以養生的關鍵在於保養陽氣。這一觀點成為明清溫補學派的理論依據。張介賓說：「人而無陽，猶天之無日，欲保天年，其可得乎？」《內經》一百六十二篇，天人大義，此其最要者，不可不詳察之！」

「人感受了寒邪，陽氣就會像門戶的開闔一樣相應抗拒，起居不寧；如果起居妄動，神氣浮越，陽氣就不能固密。如果感受暑邪，就會多汗，煩躁，甚至喘促，喝喝有聲；及至暑邪傷氣，即使不煩喘時，也會多言多語，身體發熱如炭燒，必須出汗，熱才能退。如果傷於濕邪，頭部就會沉重，如同裹著東西，如果濕熱不能及時排除，就會出現大筋收縮不伸，小筋弛緩無力。大筋收縮不伸叫拘，小筋弛緩無力叫痿。如果氣被風邪所縛，發為氣腫，四肢交替腫痛不休，這便是陽氣已經衰竭。」

「因於寒，欲如運樞[一]，起居如驚[二]，神氣乃浮。因於暑，汗，煩則喘喝，靜則多言[三]，體若燔炭，汗出乃散。因於濕，首如裹[四]，濕熱不攘[五]，大筋緛短[六]，小筋弛長[七]，緛短爲拘[八]，弛長爲痿。因於氣，爲腫，四維相代[九]，陽氣乃竭。」

[一] 運樞：因天寒，當深居周密，如樞紐之內動，不應煩擾筋骨，使陽氣發洩於皮膚，而為寒邪所傷。
[二] 驚：妄動。
[三] 「煩則」兩句：指陽證熱證的一種表現。喝，是指喘促而發出的一種聲音。
[四] 首如裹：頭部沉重不爽，如有物蒙裹。
[五] 攘：排除。
[六] 緛（ruǎn）短：收縮。

七 弛：鬆懈。

八 拘：踡縮不伸而拘攣。

九 四維：古人認為天由四柱支撐，稱作「四維」。這裡指人的四肢。

【點評】

以上論述表明，陽氣不固，四時邪氣，皆可傷人為病。

「人體的陽氣，若過度煩勞，就會亢盛外越，導致陰精耗竭，病拖延到了夏天，就容易使人發生煎厥病。主要症狀是眼睛昏矇看不清東西，耳朵閉塞聽不見聲音，病勢危急，就像湖水潰決，流速迅急，不可遏止。人體的陽氣在大怒時會造成形與氣隔絕，血鬱積頭部，使人發生暴厥。大怒之後不發暴厥之徵的，那就會傷筋。筋受傷，會弛緩不收，肢體行動不自由。若出半身汗，會發生偏枯病。汗出以後感受濕邪，會發生小癤和汗疹。多吃肥甘厚味，能夠使人生大疽，發病就像拿著空器皿盛東西一樣容易。勞動之後，汗出當風，寒氣阻遏於皮膚，會成為粉刺，鬱積不解，可成為瘡癤。」

「陽氣者，煩勞則張[一]，精絕[二]，辟積于夏[三]，使人煎厥[四]。目盲不可以視，耳閉不可以聽，潰潰乎若壞都[五]，汩汩乎不可止[六]。陽氣者，大怒則形氣絕，而血菀於上[七]，使人薄厥[八]。有傷於筋，縱，其若不容[九]。汗出偏沮[十]，使人偏枯[十一]。汗出見濕，乃生痤疿[十二]。高梁之變[十三]，足生大疽，受如持虛。勞汗當風，寒薄爲皶[十四]，鬱乃痤。」

[一] 張：亢盛而外越。

[二] 精絕：是指水穀精氣衰竭。因陽氣亢盛而導致陰精傷耗。

[三] 辟積：病久積累。辟，通「襞」，裙褶。這裡引申為累積。

[四] 煎厥：病名。因這種厥的發生不是偶然的，而有其一定的原因，如物之煎熬而然，因此稱「煎厥」。臨床表現為耳鳴、目盲，突然昏厥。

[五] 潰潰：潰決。都：水澤所聚之處。

[六] 汩汩（gǔ）：象聲詞。形容水勢洶湧而不可遏止。

[七] 血菀（yùn）於上：血淤於頭部。菀，通「蘊」，蘊淤。

[八] 薄厥：即「暴厥」，發病急驟之厥證。

[九] 不容：肢體不能隨意運動。

[十] 汗出偏沮（jǔ）：汗出偏於身體半側。

十一 偏枯：半身不遂。

十二 痤（cuó）疿：小瘡癤。疿（fèi）：汗疹。

十三 高：通「膏」，指肥甘之味。粱：通「粱」，即細糧、精米。

十四 皶（zhā）：粉刺。

【點評】

以上論述了起居不節，損傷陽氣所致的各種疾病。

「人體的陽氣，養神則精微，養筋則柔軟。如果腠理開闔失調，寒邪乘機侵入，就會發生背部屈曲的大僂病。如果寒氣入於經脈，營氣不能順著經脈走，阻滯在肌肉之中，就會發生臃腫。邪氣留滯在肌肉紋理，日久深入血脈，可以形成瘺瘡。外邪從背部腧穴侵及臟腑，會出現善畏和驚駭之證。汗出不透，形體衰弱，陽氣消耗，腧穴閉塞，就會發生風瘧。」

「陽氣者，精則養神，柔則養筋。開闔不得，寒氣從之，乃生大僂[一]。營氣不從，逆於肉理，乃生癰腫。陷脈爲瘺[二]，留連肉腠[三]。俞氣化薄[四]，傳爲善畏，及爲驚駭。魄汗未盡[五]，形弱而氣爍[六]，穴俞以閉，發爲風瘧。」

[一] 大僂（lóu）：曲背。

[二] 陷脈：邪氣深入脈中。瘺（lòu）：凡日久成膿潰漏，都叫做「瘺」。

[三] 留連：留滯。肉腠（còu）：肌肉紋理。

[四] 俞（shù）：通「腧」，經絡的孔穴。

[五] 魄汗：自汗。魄，本意是與人體同時存在的生理本能，如目視耳聽。熟語有「體魄」一詞。這裡的「魄」可理解為「體」，魄汗，即體汗、自汗。

[六] 氣爍：氣消。

【點評】

以上論述了陽氣的運用不能堅固所致的各種病症。

「風是引發各種疾病的始因，但是，只要精神安靜，意志安定，腠理就能閉密，陽氣就能衛外，即使有大風苛毒，也不能造成傷害。這是順應四時氣候變化規律來養生的結果。」

「故風者，百病之始也，清靜則肉腠閉，陽氣拒，雖有大風苛毒[一]，弗之能害。此因時之序也。」

一 苛毒：厲害的毒邪。

【點評】

中醫學認為風為百病之始。舉凡寒濕燥暑風火各種致病邪氣莫不皆因風邪而侵入人體，所以說風為百病之始或風為百病之長。但是正如我們上面所強調的，人與各種致病邪氣是共存的，邪氣能否發病在於正氣的強弱。人體的陽氣如同衛士護衛在體表，人只要清靜，無過勞煩擾，則腠理閉而陽氣固，雖有大風苛毒，弗能害之也。所謂清靜，即因四時之氣序。「因時之序」在本篇出現了兩次，是《內經》養生和治療的根本原則。因四時之氣序即《四氣調神大論》應春氣以養生，應夏氣以養長，應秋氣以養收，應冬氣以養藏。違逆就會生病，從之則苛疾不起，順應自然，這就把握了四時清靜之道。

「因時之序」，因順自然之道是我國古代哲學特別是道家哲學的基本觀點和方法論。這一思想觀點為中醫學所接受並加以運用發展。《說文》曰：「因，就也。」段玉裁注曰：「『就，高也。』為高必因丘陵，為大必就基址。故因從囗大，就其區域而擴充之也。」「因」字的創造源於古人在自然基礎上，為了自身的目的對外物加以改造的實踐活動。外物自身的特點是人類改造活動的條件和根據，所以「因」原本的意思是依靠、憑藉，作「原因」講是引申義。因論思想的產生與我國古代先民的生產實踐和社會實踐的發展密切相關，是先人實踐智慧的結晶。據《呂氏春秋．貴因》記載：「禹通三江、五湖，決伊闕，溝回陸，注之東海，因水之力也。舜一徙成邑，再徙成都，三徙成國，而堯授之禪位，因人之心也。湯、武以千乘制夏、商，因民之欲也。」可見，我們的祖先很早就懂得無論成就什麼事業，除了主觀的努力之外，還必須借助外力，依據事物的本性才能獲得成功。

先秦諸子百家基本上都對「因」的重要作用有所瞭解。孔子說「殷因於夏禮，所損益可知也；周因於殷禮，所損益可知也。」殷禮、周禮是根據之前的夏禮、殷禮損益而成的。孔子在談到「惠而不費」時說：「因民之所利而利之，斯不亦惠而不費乎！」當政者惠民而不需要耗費國家的資財的方法是因順人民所欲求的利益而使之獲利。儒家的孟子和荀子同樣對「因」也非常重視。孟子說：「故曰：為高必因丘陵，為下必因川澤。為政不因先王之道，可謂智乎？」荀子說：「因求以成天下之大事」，「因天下之和，遂文武之業」，「故因其懼也而改其過，因其憂也而辨其故，因其喜也而入其道，因其怒也而除其怨，曲得所謂焉。」兵家作為戰爭實踐的實際參與者，對「因」在戰爭勝利中的重要意義更有著深刻的領悟。孫子曰：「夫兵形象水，水之形避高而趨下，兵之形避實而擊虛；水因地而制流，兵因敵而制勝。故兵無常勢，水無常形。能因敵變化而取勝者，謂之神。」「因形而錯勝於眾，眾不能知。」

在先秦諸子重「因」的思想文化背景下，黃老思想在繼承老子思想的基礎上，從認識論和方法論的高度對因論思想作了系統的論述。稷下學派提出了「靜因之道」的認識論思想。《管子．心術》曰：「天曰虛，地曰靜，乃不忒。潔其宮，開其門，去私毋言，神明若存。紛乎其若亂，靜之而自治。強不能遍立，智不能盡謀。物固有形，形固有名，名當，謂之聖人。」稷下道家認為，自然的本性是天虛地靜，這樣天地運行的秩序才不會出現差錯，人在認識事物的時候，只有效法天地的虛靜，而不用強力和私智，才能獲得合乎「物形」的「當名」（正確反映事物本性的概念）這一正確的認識。在獲得「當名」的過程中所運用的認識方法就是「靜因之道」。「君子不怵乎好，不迫乎惡，恬愉無為，去智與故。其應也，非所設也；其動也，非所取也。過在自用，罪在變化。是故有道之君子，其處也若無知，其應物也若偶之。靜因之道也。」到了《呂氏春秋》將《管子》的因論思想從認識論發展為方法論，從而更具有現實的指導意義。《呂氏春秋》作《貴因》專論，從「三代」講起，禹、舜、湯、武都是因為深諳「因」論之道而成就事功的。所以說：「三代所寶莫如因，因則無敵。」推而廣之，《呂氏春秋》認為：「審天者，察列星而知四時，因也。推曆者，視月行而知晦朔，因也。禹之裸國，裸入衣出，因也。墨子見荊王，衣錦吹笙，因也。孔子道彌子瑕見釐夫人，因也。湯、武遭亂世，臨苦民，揚其義，成其功，因也。」所以說「因則功，專則拙。因者無敵。」可見，《呂氏春秋》已經把「因」理解為無往而不勝的法寶。

《內經》雖然沒有關於因論的具體理論闡述，但因論思想的基本內容卻滲透在字裡行間，因論思想作為中國傳統文化的主要思維方式之一，成為《內經》作者建構中醫理論體系的重要觀念，並根據醫學的特點作了進一步的發揮。對於因論的重要意義，《內經》作者與先秦諸子一樣是有著深刻地理解的。《靈樞．逆順肥瘦》說：「臨深決水，不用功力，而水可竭也，循掘決沖，而經可通也。」充分利用自然條件，少用甚至可以不用人力就能夠達到人類的目的。

《內經》作者將因論思想運用於醫學領域，發展為「因順自然」的養生之道和「因勢利導」的治療原則。中醫學認為維護健康的最好方法是未病先防的養生之道，而不是既病之後的用藥治療。因為這時疾病已經成為一種壞的現實性，即使能夠治癒也已經對人的健康造成了傷害。任何現實性無論是好是壞，總是從可能性發展而來的。人類可以發揮主觀能動性，阻止壞的可能性向現實性的發展。這就是中醫學崇尚養生之道的根據，這是中醫學的高明之處，也是我們祖先高超智慧的生動體現。人類是自然界長期進化的產物，人類雖然是到目前為止自然界進化的最高階段，但人類的生存與發展一刻也離不開自然界，是以自然界為其根基的。在《內經》看來，天地四時是人類生存的前提，人類必須在深刻認識自然的基礎上，以自然為基礎，順從而不是違逆自然，取其利避其害，才能達到健康長壽、長生久視的目的。因此，「因順自然」就成為中醫學養生之道的一個重要原則。

疾病作為一種對於人來說的壞的現實性必除之而後快，這是毋庸置疑的。問題是如何除之？中醫學治療疾病的根本思維模式，不是西醫式的對抗性，而是調節性。鯀堙洪水的慘敗，禹疏九河的成功，告訴我們的祖先解決問題決不能僅僅依據表面現象進行對抗性的處理，必須根據事物本身的特點尋求根本的解決之道；由此而逐漸形成了中國人因勢利導的思想方法，並將這種方法運用於包括中醫學在內的各個領域。所謂「因勢利導」就是根據事物的客觀形勢，發揮人的主觀能動性，使之朝著有利於人的方向發展。就中醫學來說，對病因的研究成為醫家的首要任務，只有對病因的正確認識才能施以正確的治療。我們之所以把造成疾病的各種條件稱為「病因」，從語源學上說就是由表示處理方法的

「因」（依據、根據）逆推而來的。只有瞭解了客觀的「因」（事物之因），才能有主觀的「因」（依據客觀之因而行動）。由此，中醫學對病因進行了深入細緻的研究，建立了相當複雜的病因學理論。正如《疏五過論》所說：「聖人之治病也，必知天地陰陽，四時經紀，五臟六腑，雌雄表裡，刺灸砭石，毒藥所主，從容人事，以明經道，貴賤貧富，各異品理，問年少長，勇怯之理，審於分部，知病本始，八正九候，診必副矣。」

因論思想是《內經》的哲學方法論層次的基本學術思想之一，貫穿於《內經》學術思想的各個方面，成為中醫學較之其他醫學的獨具特色的思想之一。正如《呂氏春秋》所謂「因者無敵」，《內經》也把是否懂得「因」的道理看成是決定醫療成敗的關鍵。《瘧論》以治瘧為例，引用古經的話說：「故經言曰：方其盛時必毀，因其衰也，事必大昌，此之謂也。夫瘧之未發也，陰未並陽，陽未並陰，因而調之，真氣得安，邪氣乃亡，故工不能治其已發，為其氣逆也。」這是說，在病邪正盛時進行治療必然失敗；趁著病邪衰減時施治，必有好的結果。以瘧疾為例，瘧疾未發時陰陽未並，趁此時機調治，「真氣得安，邪氣乃亡」。所以醫工不能在疾病發作時治療，因為此時處於氣逆的狀態。因論思想也受到了後世醫家的高度重視，凡有成就的大醫家沒有不諳熟這一思想的。如張介賓在其所列「新方八陣」和「古方八陣」皆有「因陣」。

「所以病的時間長了，就會傳導變化，發生其他症候；如果病人上下之氣不能交通，再高明的醫生也無能為力。人的陽氣過分蓄積，也會致死，因為陽氣蓄積，隔塞不通，應該用瀉法，如果不趕緊治療，水準低下的醫工就會敗亡人體正氣而致病人死亡。人身的陽氣，白天都運行於人體外部，日出時人體的陽氣開始生發，中午陽氣最旺盛，到日落時陽氣衰退，汗孔也就關閉了。這時，就應當休息，陽氣收藏於內而拒邪氣於外，不要擾動筋骨，不要冒犯霧露，如果違反了平旦、日中、日暮陽氣的活動規律，形體就會為邪氣所困，而日趨衰弱。」

「故病久則傳化[一]，上下不並[二]，良醫弗為。故陽畜積病死[三]，而陽氣當隔，隔者當瀉，不亟正治，粗乃敗亡[四]。故陽氣者，一日而主外，平旦陽氣生，日中而陽氣隆，日西而陽氣已虛，氣門乃閉[五]。是故暮而收拒，無擾筋骨，無見霧露。反此三時[六]，形乃困薄。」

[一] 傳：病邪傳入其他經絡或臟腑。化：變生其他病證。
[二] 上下不並：上下之氣不相交通。
[三] 畜：蓄積。陽氣蓄積之後就乖隔不通，所以說「陽氣當隔」。
[四] 粗：粗工，技術低下的醫生。
[五] 氣門：汗孔。中醫認為肺主氣，司呼吸，外合於皮毛。故皮膚的汗孔稱為「氣門」。
[六] 三時：指平旦、日中、日暮。

【點評】

這一節論述了由於不懂得治未病的道理，致使疾病傳變，出現了陰陽之氣隔離，陽氣蓄積而可能致死的危候，提示人們治未病的重要性。保養陽氣就是治未病，所以要瞭解陽氣的運行規律。人體的陽氣與天地的陽氣遵循同一規律：日出陽氣初生，日中陽氣盛大，日西陽氣虛弱。生活與養生就要遵循這一規律來進行。

岐伯說：「陰是把精氣蓄藏於體內，而不斷充養陽氣；陽是保衛人體外部而堅固腠理的。如果陰不勝陽，那麼經脈往來流動就會急迫快速，而發為狂病；如果陽不勝陰，那麼五臟之氣就會不調，以致九竅不通。所以聖人調整陰陽，使之各安其位，才能筋脈舒和，骨髓堅固，氣血暢通。這樣內外陰陽之氣調和，邪氣不能侵害，耳聰目明，真氣運行正常。」

岐伯曰：「陰者，藏精而起亟也[一]；陽者，衛外而爲固也。陰不勝其陽，則脈流薄疾[二]，並乃狂；陽不勝其陰，則五臟氣爭，九竅不通。是以聖人陳陰陽[三]，筋脈和同，骨髓堅固，氣血皆從。如

是則內外調和，邪不能害，耳目聰明，氣立如故。」

一 藏精而起亟：張景嶽：「亟即氣也。」體內貯藏的陰精是氣的來源。

二 薄疾：急迫而快速。薄，迫，衝擊。

三 陳：陳列得宜，不使偏勝。

【點評】

這一節論述了陰陽二氣協調配合是健康的根本。前面我們説過，本篇是《內經》討論陽氣重要性的代表篇章。但實際上陰陽二氣不能割裂開來理解，陽氣的作用要依賴於陰氣的供給才能充分發揮。在中國哲學和中醫學思想史上有重陽的學派，甚至可以説中國文化整體上是重陽的，但這並不意味著陰可有可無。陰陽不能分離，陰是陽的基礎，陽是陰的表現。因為陰陽雙方地位作用的不同，給人造成陽似乎更重要的印象。雖然陰陽有著地位和作用的差異，但如果過分強調陽而忽視陰則是完全錯誤的，不符合自然的本性。孤陰不生，獨陽不長，古人認為事物的生存和發展依賴陰陽的協調配合，在事物的發展中陰陽起著不同的作用，相反相成。在語言表述上説「陰陽」，而不説「陽陰」，正是表明陽的作用依賴於陰提供的基礎。

近現代以來，受辯證法矛盾學說影響，人們常常用矛盾學說來類比中國傳統的陰陽學說，認為陰陽學說也是講對立統一、矛盾鬥爭的。其實，這樣理解完全是對陰陽學說的誤解甚至是歪曲。陰陽學說與辯證法的矛盾鬥爭學說之間的相似僅僅是表面的，在精神實質上則完全不同，甚至可以說是完全相反的。矛盾學說雖然也承認矛盾雙方的統一性，但更強調矛盾雙方的鬥爭性，崇尚鬥爭性是西方哲學的歷史傳統；而陰陽學說所強調的是陰陽雙方的統一性即陰陽相互的滋生協調配合，強調陰陽雙方的和，主張和實生物。中國傳統文化把陰陽的矛盾鬥爭看成是一種病態現象，最終要恢復到和諧。所以我們理解陰陽學說必須排除辯證法矛盾學說的干擾，否則不能把握中國文化的精髓。

「陰者，藏精而起亟也；陽者，衛外而為固也。」這是《內經》對陰陽關係的經典表述。體內儲藏的陰精化生為陽氣，陽氣來源於陰精；陽氣護衛於人體的肌膚體表，發揮固護身體的作用。這就是陰陽協調配合對於生命和健康的作用。如果背離了陰陽的協調配合，出現陰陽的偏盛，就會造成疾病。所以養生的關鍵就是調理陰陽，使「筋」與「脈」、「骨」與「髓」、「氣」與「血」、「耳」與「目」，能夠「和同」、「堅固」、「皆從」、「聰明」，這樣，就做到了內外調和、邪不能害、氣立如故且身體健康。

「風邪侵入人體，漸漸損害元氣，精血就要消亡，這是由於邪氣傷害了肝臟。這時，如果飲食過量，會使胃的筋脈橫逆弛緩，導致下瀉膿血，進而引發痔瘡。如果飲酒過度，肺氣就會上逆。如果勉強行房，就要損傷腎氣，損壞脊椎骨。」

「風客淫氣[一]，精乃亡[二]，邪傷肝也[三]。因而飽食，筋脈橫解[四]，腸澼為痔[五]。因而大飲，則氣逆。因而強力，腎氣乃傷，高骨乃壞[六]。」

[一] 客：邪氣從外面侵入，如客從外來。淫：漸漸侵害元氣。
[二] 亡：損耗。
[三] 傷肝：《陰陽應象大論》：「風氣通於肝。」所以說傷肝。
[四] 橫解（xiè）：橫逆弛緩。解，通「懈」。
[五] 腸澼（pì）：瀉膿血，即痢疾。
[六] 高骨：腰間脊骨。

【點評】

這一節接上節論述陰陽失和所致筋骨氣血之病。

「陰陽的關鍵，在於陽氣固密於外，陰氣才能持守於內。如果陰陽失去平衡和諧，就像一年當中，只有春天沒有秋天，只有冬天沒有夏天。因此，調和陰陽是最好的養生方法。如果陽氣過於亢盛，不能固密，陰氣就要虧耗而衰竭；陰氣和平，陽氣固密，精神就會旺盛；如果陰陽分離而不相交，那精氣也隨之而耗竭。」

「凡陰陽之要，陽密乃固。兩者不和[一]，若春無秋，若冬無夏。因而和之，是謂聖度[二]。故陽強不能密，陰氣乃絕；陰平陽秘，精神乃治；陰陽離決，精氣乃絕。」

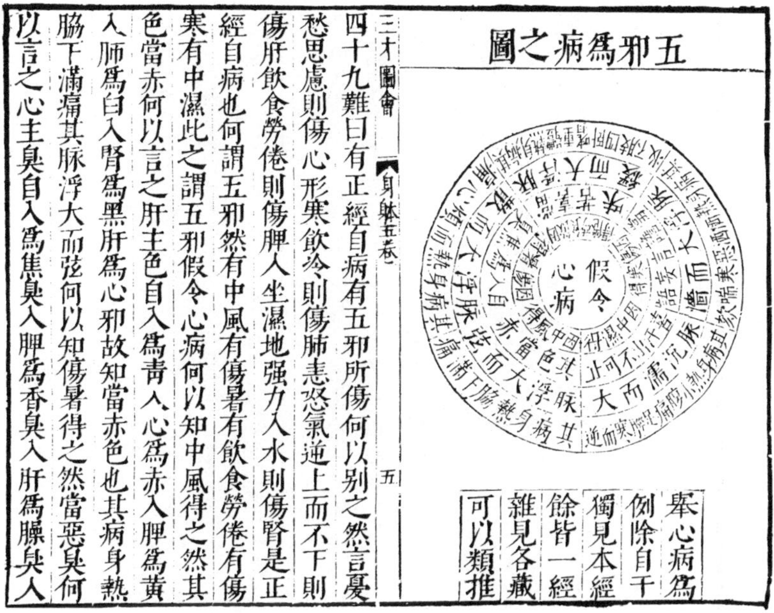

三才圖會　身體五卷　五

四十九難曰有正經自病有五邪所傷何以別之然言憂愁思慮則傷心形寒飲冷則傷肺恚怒氣逆上而不下則傷肝飲食勞倦則傷脾久坐濕地強力入水則傷腎是正經自病也何謂五邪然有中風有傷暑有飲食勞倦有傷寒有中濕此之謂五邪假令心病何以知中風得之然其色當赤何以言之肝主色自入爲青入心爲赤入脾爲黃入肺爲白入腎爲黑肝爲心邪故知當赤色也其病身熱脇下滿痛其脉浮大而弦何以知傷暑得之然當惡臭何以言之心主臭自入爲焦臭入脾爲香臭入肝爲臊臭入

三才圖會·五邪為病之圖

一　不和：指陰陽偏勝。和，平衡協調。
二　聖度：最好的養生方法或治療方法。

【點評】

這一節論述感受四時邪氣或當時為病，或潛伏體內，至其所勝之時，與時令之氣相合為病，因為四時五行之間存在著生剋制化的關係。如春時感受風邪，可以即時發寒熱之疾，也可能流連至夏天，春屬木，傷於風，木邪勝，流連至長夏脾土當令之時，剋制脾土，而為洞泄。其他夏秋冬感邪，道理同此。中醫學伏邪為病的理論提示我們：疾病的病因不一定都在當下，往往是長期累積的結果，尋找病因不能僅僅局限於目前。養生防病不是一朝一夕的事情，必須持之以恆、不斷努力追求才能達到。

「陰精的產生，來源於飲食五味的營養，但是，貯藏精血的五臟，又會因為過食五味而受傷害。過食酸味，會使肝氣集聚，脾氣就會衰弱；過食鹹味，會使骨氣受傷，肌肉枯槁，心氣鬱滯；過食甜味，會使心氣喘悶，腎氣衰弱；過食苦味，會使脾氣濡滯，胃氣薄弱；過食辛味，會使筋脈漸漸衰敗，精神頹廢。所以謹慎地調和五味，使得骨骼正直，筋脈柔和，氣血流通，腠理固密，這樣就會氣精骨強。謹慎地按照養生之道的法則去做，就可以享受自然的壽命。」

「陰之所生，本在五味[一]，陰之五宮[二]，傷在五味。是故味過於酸，肝氣以津[三]，脾氣乃絕；味過於鹹，大骨氣勞，短肌[四]，心氣抑[五]；味過於甘，心氣喘滿，腎氣不衡；味過於苦，脾氣濡[六]，胃氣乃厚[七]；味過於辛，筋脈沮弛[八]，精神乃央[九]。是故謹和五味，骨正筋柔，氣血以流，腠理以密，如是則骨氣以精。謹道如法，長有天命。」

一 五味：酸、苦、甘、辛、鹹。這裡指飲食的五味。

二 五宮：五臟。五臟，古文作「五藏」。「藏」本為藏物之處。古人認為，五臟是儲藏精氣之所，故命名為「藏」。後又造「臟」以與普通藏物之處相區別臟。宮，上古泛指房屋。房屋為人之居所，所以，「宮」與「藏」意義相同，故五臟也稱為「五宮」。

三 津：渡口。這裡引申為「聚集」。

四 短肌：皮膚乾枯，不潤澤。

五 氣抑：氣郁滯不舒。

六 濡：濡滯。

七 厚：反訓為「薄」。
八 沮：敗壞，衰敗，
九 央：通「殃」，受傷。

[點評]

民以食為天。人不吃飯會餓死，這是小孩子也知道的真理。《內經》說：「人以天地之氣生，四時之法成。」這裡的地之氣指的就是食物。但是任何事物都有兩面性，飲食一方面是養生之具；另一方面，飲食不當也會傷生害性。《內經》對此有著深刻的認識：「陰之所生，本在五味，陰之五宮，傷在五味。」

與人生有關的一切方面都可能成為致病因素，但其中最重要的莫過於情志和飲食。《內經》對飲食於養生的兩重性已經有了深刻地理解，形成了系統的理論認識，成為後來飲食養生的理論淵藪。

首先，飲食物必須清潔乾淨。《靈樞．五色》說：「有潤如膏狀，為暴食不潔。」意思是如果面色光潤如脂的是暴食或吃了不潔的食物。《論語》記載孔子也是非常講究飲食衛生的。《鄉黨》：「食而，魚餒而肉敗，不食。色惡，不食。臭惡，不食。」「祭肉不出三日。出三日，不食之矣。」大意是腐敗變質不乾淨的東西是不能吃的，這一點比較容易做到。此外，意外食物中毒的事也會時有發生，應該引起注意。

其二，飲食要適量，不能暴飲暴食。《痹論》說：「飲食自倍，腸胃乃傷。」從常識來看，暴飲暴食會造成胃腸道的負擔，損傷腸胃是必然的。但從古人的角度看問題還不那麼簡單。前面我們說過，古代的生命觀認為生命的來源以及生命活動的維持依賴於精氣。後天的精氣主要來源於天的清氣和地的五穀之氣。五穀之精氣含藏於形質之中，五穀入胃，精氣和形質分離，精氣以補充生命活動的精氣消耗，而形質則化為糟粕排出。形質屬於濁氣，濁氣過多不能及時排除，存留於體內，阻礙精氣正常的升降出入，影響生化機能，而損害健康。

從現代科學的觀點看，飲食過量，營養物質一方面轉化為脂肪存儲於身體中，增加體重，導致肥胖；一方面在血管、組織間隙中有大量脂肪、糖等物質積存，造成如血管的狹窄、阻塞不通等情況，凡此都會影響健康。所以必須節制飲食，保持適度的體重；使體內血管、組織通道暢通無阻，完成生命活動的營養物質或者說精氣能夠自由運行，這樣身體才能處於最佳健康狀態。從傳統文化的觀點看，必須保持「通」和「清」。

「通」即人體的經脈暢通，氣血運行無阻。前面我們說過，「通」是健康的前提，必須保持人與天地自然聯繫的暢通，以及自身上下內外聯繫的暢通。世界上存在的事物從外形看都是實體，但這實體又決不是絕對的「實體」，就是說實體不像古希臘原子論所認為的是絕對的充實，而是有間隙的。實體實際上是虛實相間的，特別是生命體。生命體的空虛部分正是生命活動能夠進行的必要前提，沒有空虛部分就沒有生命活動。《素問．六微旨大論》說：「出入廢，則神機化滅；升降息，則氣立孤危。故非出入，則無以生長壯老已；非升降，則無以生長化收藏。是以升降出入，無器不有。故器者，生化之宇，器散則分之，生化息矣。故無不出入，無不升降。」指出升降出入是生長壯老之生命活動的基礎，而升降出入是需要以虛空為通道的。

老子對「實」與「虛」、「有」和「無」的辯證關係也有著深刻地理解。「三十輻共一轂，當其無，有車之用。埏埴以為器，當其無，有器之用。鑿戶牖以為室，當其無，有室之用。故有之以為利，無之以為用。」一般人只看到「有」和「實存」的意義，而老子告訴我們，「有」和「實存」要發生作用必須依賴於「無」和「虛」。為了健康，必須保持身體一定的空虛狀態。疾病從一定意義上說就是由虛而實的結果。中醫學認為症瘕積聚就是痰凝血滯形成的。衰老在一定意義上也是一個由虛而實的過程。青少年身體的狀態是下實上虛。人體應天地，上為陽，下為陰。清陽之氣聚於上，耳聰目明，嗅覺靈敏，頭腦靈活，一派清靈之象。這就是上虛。濁陰凝於下，站立安穩，步伐矯健，所謂「站如松，坐如鐘」。這就是下實。這些是身體健康之象。反之，到老年這一切都逆轉了，成了上實下虛。耳不聰，目不明，涕泣俱出，眼屎耳垢，頭腦遲鈍，一派沉濁之象。這是「上實」。而同時兩足無力，站立不穩。這是「下虛」。此時與清陽在天，濁陰在地，下實上虛的自然之象已經相反了，標誌著生命將不可逆地走向終結。總體來說，生命以陽氣為本，而陽氣是清虛無形的，保持身體符合生命需要的虛實相間狀態是生命存在和健康的前提。由「虛」而有陽氣的暢通無阻，可見「虛」對於生命具有絕對重要的意義。與「通」相伴的是「清」，即一身為清陽之氣所充滿。「清」以「通」為前提，只有「通」才能「清」，要達到「清」與「通」最重要的一條就是適量的飲食。

保持適量的飲食對於養生的重要意義我們已經知曉，但能夠長期堅持適量飲食又不是很容易做到，因為人有口腹之慾的自然慾望。俗語說「飯吃八分飽，醫生不用找」，「若要小兒安，常帶三分饑與寒」，都是強調無論大人孩子都應該節制飲食。為什麼這樣？因為人的自然慾望是喜好美味，在食物充足的情況下，往往容易過食，在感覺沒吃飽的時候，其實已經足量。特別是在食物充足的今天，我們看到很多肥胖的人大都是不能節制飲食造成的。長期過度肥胖會損害健康，世界衛生組織已經把肥胖定義為疾病，這就更有必要從養生學的角度，為了自己的健康而注意節制飲食。

其三，五味均衡，清淡為主。五味均衡是中醫學所特別強調的。根據五行學說，五行之間存在著生克制化的關係。酸、苦、甘、辛、鹹五味分別進入肝、心、脾、肺、腎五臟，如果偏嗜五味中的某味會造成其所入的臟腑機能亢盛，導致五行生克制化的平衡失調而發病。本節所論述的就是五味偏嗜所致的病變，所以主張「謹和五味」，以求「骨正筋柔，氣血以流，腠理以密，如是則骨氣以精。謹道如法，長有天命」。為什麼很多宗教和中醫學都主張飲食以清淡為主呢？從傳統觀點看，無論食物還是藥物都是稟受了天地之氣味而生成的。氣即寒熱溫涼四氣，來源於天；味即酸苦甘辛鹹五味，來源於地。食物稟受的氣味相對平和，藥物稟受的氣味相對濃厚，所以有藥食同源之說。所謂同源是說皆稟受天地之氣味而生成。食物氣味平和以養生，藥物氣味厚重以糾偏治病。當然，所謂的氣味厚重與平和還是相對而言的。在食物中，某些事物的氣味比較厚重，所以長期偏嗜，會造成臟腑機能失調而影響健康，所謂「氣增而久，夭之由也」。老子說：「五味令人口爽。」這裡的「爽」不是爽快，而是敗壞的意思，是說過食五味會敗壞口味。《呂氏春秋．盡數》：「凡食，無強厚烈味重酒，是以謂之疾首。」《呂氏春秋．重己》：「肥肉厚酒，務以自強，命之曰爛腸之食。」可見，古人皆以肥甘厚味不宜於養生。

金元四大家的集大成者朱丹溪非常重視飲食於養生的關係，提倡飲食清淡，並身體力行。《元史》：「朱震亨……其清修苦節，絕類古篤行之士。」——宋濂《故丹溪先生石表辭》：先生「居室垣墉，敦尚簡樸，服御唯大布寬衣，僅取蔽體；藜羹糗飯，安之如八珍。或在豪家大姓，當其肆筵設席，水陸之羞，交錯於前，先生正襟危坐，未嘗下箸。其清修苦節，能為人之所不為；而於世上所悅者淡然無所嗜。」並作《茹淡論》，闡明清淡之食以養生的道理：「或問，《內經》謂精不足者，補之以味。又曰：地食人以五味。古者，年五十食肉，子今年邁七十矣！盡卻鹽醯豈中道乎？何子之神茂而色澤也？曰：味有出於天賦者，有出於人為者。天之所賦，若穀、菽、菜、果自然沖和之味，有食人補陰之功，此《內經》所謂味也。人之所為者，皆烹飪調和之味，有致疾伐命之毒。此吾子所疑味也。今鹽醯之卻，非真茹淡者。大麥與粟之鹹，粳米、山藥之甘，蔥、薤之辛之類，皆味也。子以為淡乎？安於沖和之味者，心之收，火之降也。何疑之有？」（《格致餘論》）朱丹溪在生活中長期「茹淡」，收到了「年邁七十」卻「神茂而色澤」的養生效果，其內在機理是「心之收，火之降」。

其四，按時飲食。包括兩個意思：一是我們都熟悉的一日三餐，定時飲食。這個道理雖然簡單，但現在卻有很多人做不到。這是應該引起注意的。二是按四季時令飲食。這是古人非常注意的問題，今人往往不太在意。特別是反季節的蔬菜水果最好少食用。

飲食養生學是一門大學問，涉及的問題很多，這裡不可能面面俱到，以後遇到再作評說。最後以《呂氏春秋．盡數》的一段文字和朱丹溪的《飲食箴》以饗讀者。

食能以時，身必無災。
凡食之道，無飢無飽。
是之謂五藏之葆。
口必甘味，和精端容，將之以神氣。
百節虞歡，咸進受氣。
飲必小咽，端直無戾。

——《呂氏春秋．盡數》

人身之貴，父母遺體。為口傷身，滔滔皆是。
人有此身，饑渴洊興，乃作飲食，以遂其生。
睠彼昧者，因縱口味，五味之過，疾病蜂起。
病之生也，其機甚微，饞涎所牽，忽而不思。

病之成也，飲食俱廢，憂貽父母，醫禱百計。
山野貧賤，淡薄是諳，動作不衰，此身亦安。
均氣同體，我獨多病，悔悟一萌，塵開鏡淨。
曰節飲食，易之象辭，養小失大，孟子所譏。
口能致病，亦敗爾德，守口如瓶，服之無斁。

——朱丹溪《飲食箴》

【金匱真言論】一

黃帝問道：「天有八方之風，人的經脈有五臟之風，是指什麼呢？」

岐伯回答說：「八風會產生致病的邪氣，侵犯經脈的風邪，觸動人的五臟，因而發病。所說的感受四時季節相剋的情況是指，春勝長夏，長夏勝冬，冬勝夏，夏勝秋，秋勝春。這就是所說的四時季節相剋。」

黃帝問曰：「天有八風，經有五風二**，何謂？」**

岐伯對曰：「八風發邪三**，以爲經風，觸五臟，邪氣發病。所謂得四時之勝者**四**，春勝長夏，長夏勝冬**五**，冬勝夏，夏勝秋，秋勝春。所謂四時之勝也。」**

一 金匱：金屬製成的藏書櫃，用來收藏重要的書籍。真言：真理之言。本篇論述了「五臟應四時」的理論。根據五行學說，中醫學建立了以五行為內核，四時（五時）、五方為間架，五臟為中心，配合以人的五竅、五體、五華、五志等及外界的五色、五味、五音、五畜、五穀等，形成了一個相互聯繫統一的醫學宇宙觀。這就是「五臟應四時」的理論。這部分內容是中醫學的理論核心之一，所以用《金匱真言論》命名。該篇還論述了外邪觸犯人體的發病規律和特點，對陰陽學說也有初步的論述，並且提出了「精者，身之本」的重要命題，對保精養生具有重要指導意義。

二 五風：指肝風、心風、脾風、肺風、腎風。

三 八風發邪：張志聰：「八方不正之邪風，發而為五經之風，觸人五臟，則邪氣在內而發病也。」

四 勝：剋制。

五 長夏：夏秋兩季之間，相當於農曆六月。

［點評］

本節論述了自然界的八風可以侵入人體形成五臟之風。若感邪不即病則至其所不勝而發。如春天感邪，至秋則病。其他按五行生克類推。

「東風生於春季，病變多發生在肝經，表現於頸項；南風生於夏季，病變常發生在心經，表現於胸脅；西風生於秋季，病變常發生在肺經，表現於肩背；北風生於冬季，病變常發生在腎經，表現於腰股；中央屬土，病變常發生在脾經，表現於脊背。」

「東風生於春[一]，病在肝[二]，俞在頸項[三]；南風生於夏，病在心，俞在胸脅；西風生於秋，病在肺，俞在肩背；北風生於冬，病在腎，俞在腰股[四]；中央為土，病在脾，俞在脊。」

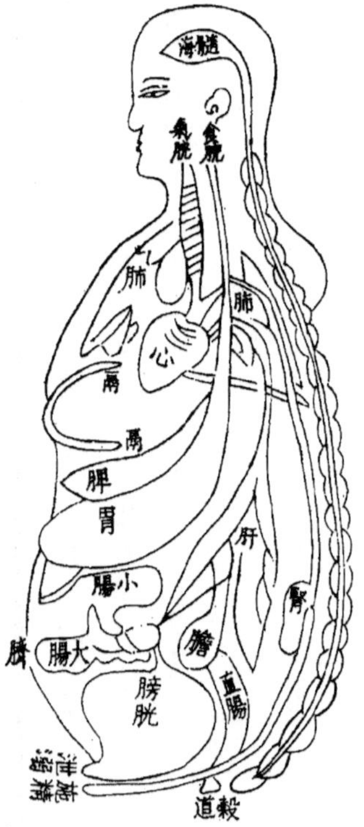

五臟六腑總圖

[一] 東風生於春：馬蒔：「春主甲乙木，其位東，故東風生於春。」南風、北風、西風可以類推。

[二] 病在肝：根據五行學說春季與東方及人的肝臟對應，東風成為致病邪氣則傷肝，所以說病在肝。其他，在心、在肺、在脾、在腎可以類推。

[三] 俞在頸項：王冰：「春氣發榮於萬物之上，故俞在頸項。」俞，通「腧」（shù），腧穴。「腧」與「輸」為同源字，有運輸氣血的意思。腧穴既是氣血積聚處，也是外邪侵入人體的通道。按：從根本意義上說，俞、腧、輸三字可以通用，但在《內經》的不同篇章中用的字不同，可見非一人一時之作。本書作如下處理：一、經文按原寫法不改；二、井、滎、輸、經、合用「輸」，穴位名的「俞」字不改；三、譯文中一般意義的輸穴用「腧」。

[四] 股：大腿。

「所以春氣為病，多在頭部；夏氣為病，多在心臟；秋氣為病，多在肩背；冬氣為病，多在四肢。」

「故春氣者病在頭[一]，夏氣者病在臟[二]，秋氣者病在肩背，冬氣者病在四支[三]。」

[一] 氣：外界氣候。

[二] 臟：內臟。此處指心。

[三] 四支：即四肢。

「所以春天多生鼻流清涕和鼻出血的病，仲夏多生胸脅病，長夏多生裡寒洞泄病，秋天多生風瘧病，冬天多生痹病。」

「故春善病鼽衄[一]，仲夏善病胸脅，長夏善病洞泄寒中[二]，秋善病風瘧，冬善病痹厥[三]。」

[一] 鼽（qiú）：鼻流清涕。衄（nǜ）：鼻出血。

[二] 寒中：寒氣在中，指裡寒證。

[三] 痹厥：手足麻木逆冷。

【點評】

上三節論述四時邪氣致病各有其特定的臟腑和發病部位及四季各有易感之病。

「所以冬天不做劇烈運動而擾動潛伏的陽氣，春天就不會發生鼽衄，不發生頸項病，仲夏也不會發生胸脅病，長夏不會發生裡寒洞泄病，秋天不會發生風瘧病，冬天也不會發生痹證、飧泄、汗出過多的病。」

「故冬不按蹻[一]，春不鼽衄，春不病頸項，仲夏不病胸脅，長夏不病洞泄寒中，秋不病風瘧，冬不病痹厥、飧泄而汗出也。」

[一] 按蹻（qiāo）：按摩導引。這裡指擾動筋骨的過度活動。

「精對人體就如同樹木的根，是生命的源泉。所以冬季善於保養精氣的，春天就不易得溫病。夏天暑熱之時，應該出汗而不出汗，到了秋天就會得風瘧病。」

「夫精者[一]，身之本也。故藏於精者，春不病溫。夏暑汗不出者，秋成風瘧。」

[一] 精：飲食所化之精華，人類生殖之原質都叫精。

〔點評〕

鑒於四時邪氣發病的特點，在養生活動中應該採取相應措施以避免疾病的發生。特別提示「冬不按」為避免四時之病的關鍵。這與《四氣調神大論》冬三月的養生原則是一致的。因為冬三月為閉藏的季節，收斂而不擾動陽氣是冬三月養生的關鍵，也是一年四季健康無病的關鍵。一年陽氣的生發全賴冬三月閉藏的狀況，就像夜晚不能很好地休息，白晝就不能很好地工作一樣，由此提出了「夫精者，身之本也。故藏於精者，春不病溫」的著名觀點。這也正是《生氣通天論》陽氣以陰氣為根基的觀點。張介賓說：「人身之精，真陰也，為元氣之本。精耗則陰虛，陰虛則陽邪易犯，故善病溫。此正所謂冬不按則精氣伏藏，陽不妄升則春無溫病，又何慮乎鼽衄頸項等病？」

「所以說：陰中有陰，陽中有陽。從清晨至中午，自然界的陽氣是陽中之陽；從中午至黃昏，自然界的陽氣是陽中之陰；從日落到半夜，自然界的陰氣是陰中之陰；從半夜到清晨，自然界的陰氣是陰中之陽。所以人的陰陽之氣也是如此。」

「故曰：陰中有陰，陽中有陽。平旦至日中[一]**，天之陽，陽中之陽也；日中至黃昏**[二]**，天之陽，陽中之陰也；合夜至雞鳴**[三]**，天之陰，陰中之陰也；雞鳴至平旦**[四]**，天之陰，陰中之陽也。故人亦應之。」**

[一] 平旦至日中：清晨至中午，即六時至十二時。
[二] 日中至黃昏：中午至日落，即十二時至十八時。
[三] 合夜至雞鳴：日落至半夜，即十八時至二十四時。
[四] 雞鳴至平旦：半夜至清晨，即零時至六時。

〔點評〕

本節論述一日中陰陽的劃分，陰陽之中復有陰陽。

「就人體陰陽來說，外部為陽，內部為陰。單就身體部位來說，背為陽，腹為陰。就臟腑來說，臟屬陰，腑屬陽。肝、心、脾、肺、腎等五臟都屬陰；膽、胃、大腸、小腸、膀胱、三焦等六腑都屬陽。為什麼要知道陰中有陰、陽中有陽的道理呢？這因為冬病發生在陰，夏病發生在陽；春病發生在陰，秋病發生在陽。都要根據疾病所在部位來進行針刺或砭石治療。所以說，背部為陽，陽中之陽為心；背部為陽，陽中之陰為肺；腹部為陰，陰中之陰為腎；腹部為陰，陰中之陽為肝；腹部為陰，陰中之至陰為脾。這些都是人體陰陽、表裡、內外、雌雄的相應關係。它們合於自然界的陰陽變化。」

「夫言人之陰陽，則外爲陽，內爲陰。言人身之陰陽，則背爲陽，腹爲陰。言人身之臟腑中陰陽，則臟者爲陰，腑者爲陽。肝心脾肺腎五臟皆爲陰，膽胃大腸小腸膀胱三焦六腑皆爲陽。所以欲知陰中之陰、陽中之陽者，何也？爲冬病在陰，夏病在陽；春病在陰，秋病在陽。皆視其所在，爲施針石也[一]。故背爲陽，陽中之陽，心也；背爲陽，陽中之陰，肺也；腹爲陰，陰中之陰，腎也；腹爲陰，陰中之陽，肝也；腹爲陰，陰中之至陰[二]，脾也。此皆陰陽、表裡、內外、雌雄相輸應也[三]。故以應天之陰陽也。」

一　針：針刺。石：砭石。

二　至陰：根據中醫理論，脾屬土。古人認為天為最大的陽，地為最大的陰，即至陰。所以脾為至陰。

三　陰陽、表裡、內外、雌雄：這些相對的名詞都是用來取象比類說明陰陽的。輸應：陰陽、表裡、內外、雌雄發生相互對應、呼應的關係。

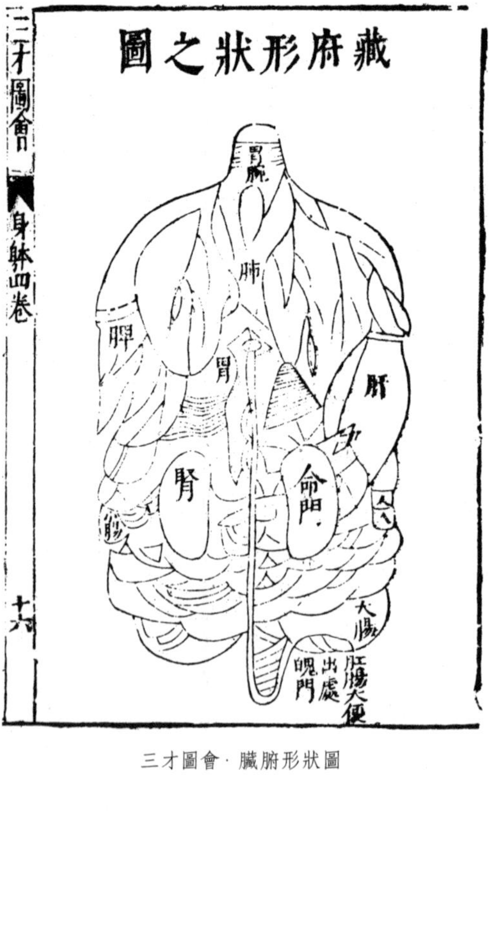

三才圖會·臟腑形狀圖

【點評】

本節承上節論述上下內外臟腑的陰陽，並與天地陰陽相應，作為養生治病的綱領。

黃帝說：「五臟與四時相對應，都各有所用嗎？」

岐伯答：「有。東方青色，和肝相應。肝開竅於目，精華藏於肝臟，發病多在頭部。比象來說，在五味中為酸味，在五行中為木，在五畜中為雞，在五穀中為麥。在四時中上應於歲星，所以肝病多發生在筋。在五音中為角音，在五行生成數中為八，在五氣中為腥臊。」

帝曰：「五臟應四時，各有攸受乎[一]？」

岐伯曰：「有。東方青色，入通於肝。開竅於目，藏精於肝，故病在頭。其味酸，其類草木，其畜雞，其穀麥。其應四時，上爲歲星[二]，是以知病之在筋也。其音角[三]，其數八[四]，其臭臊。」

一 攸受：所用。攸，助詞，所。受，發生作用。

二 歲星：木星。

三 角（jué）：五音之一。宮、商、角、徵、羽為五音，分別與五行相配，角屬木、徵屬火、宮屬土、商屬金、羽屬水。

四 其數八：「八」為「木」的成數。根據易理，數生五行：天一生水，地六成之；地二生火，天七成之；天三生木，地八成之；地四生金，天九成之；天五生土，地十成之。肝屬木，所以說「其數八」。

「南方赤色，和心相應。心開竅於舌，精華藏在心，發病多在五臟。在五味中為苦味，在五行中為火，在五畜中為羊，在五穀中為黍。在四時中上應於熒惑星，所以心病多發生在血脈。在五音中為徵音，在五行生成數中為七，在五氣中為焦。」

「南方赤色，入通於心。開竅于舌，藏精於心，故病在五臟。其味苦，其類火，其畜羊，其穀黍。其應四時，上爲熒惑星[一]，是以知病之在脈也。其音徵，其數七，其臭焦。」

一 熒惑星：火星。

「中央黃色，和脾相應。脾開竅於口，精華藏在脾臟，發病多在脊部。比象來說，在五味中為甘味，在五行中為土，在五畜中為牛，在五穀中為稷。在四時中上應於土星，所以脾病多發生在肌肉。在五音中為宮音，在五行生成數中為五，在五氣中為香。」

「中央黃色，入通於脾。開竅於口，藏精於脾，故病在脊。其味甘，其類土，其畜牛，其穀稷。其應四時，上爲鎮星[一]，是以知病之在肉也。其音宮，其數五，其臭香。」

[一] 鎮星：即土星。

「西方白色，與肺相應。肺開竅於鼻，精華藏在肺臟，發病多在背部。比象來說，在五味中為辛味，在五行中為金，在五畜中為馬，在五穀中為稻。在四時中上應金星，所以病多發生在皮毛。在五音中為商音，在五行生成數中為九，在五氣中為腥。」

「西方白色，入通於肺。開竅於鼻，藏精於肺，故病在背。其味辛，其類金，其畜馬，其穀稻。

其應四時，上爲太白星[一]，是以知病之在皮毛也。其音商，其數九，其臭腥。」

一　太白星：金星。

「北方黑色，與腎相應。腎開竅於二陰，精華藏在腎臟，發病多在四肢。比象來說，在五味中為鹹味，在五行中為水，在五畜中為豬，在五穀中為豆。在四時中上應於水星，所以腎有病會發生在骨骼。在五音中為羽音，在五行生成數中為六，在五氣中為腐。」

「北方黑色，入通於腎。開竅於二陰，藏精於腎，故病在谿[一]。其味鹹，其類水，其畜彘[二]，其穀豆。其應四時，上爲辰星[三]，是以知病之在骨也。其音羽，其數六，其臭腐。」

一　谿（xī）：指肘膝腕踝。

二　彘（zhì）：豬。

三　辰星：水星。

「所以善於診脈的醫生，小心地審察五臟六腑的氣血逆順，以及陰陽、表裡、雌雄的所以然，把這些道理牢記於心中，用心精思以知常處變，靈活運用。這樣的脈學知識很寶貴，不要傳授給不適當的人，不是真正的醫學理論也不要向人傳授，這才是醫學傳授之道。」

「故善爲脈者[一]，謹察五臟六腑，逆從、陰陽、表裡、雌雄之紀，藏之心意，合心於精。非其人勿教，非其真勿授，是謂得道。」

[一] 為脈：診脈。

【點評】

五臟應四時是中醫學的核心理論，是天人相應觀念的具體化。作為天人相應觀念具體展開的五臟應四時理論，不僅是中醫學的基礎理論，也是古代中國普遍信奉的世界觀、價值觀體系。這就是為什麼我們常常可以在《管子》、《呂氏春秋》、《白虎通》等古代文獻中看到類似論述的原因。在古人眼中，這個世界是有秩序的，其秩序來源於天地四時、陰陽五行。其展開的最終結果是五行。萬物通過五行聯繫為一個統一的系統整體。同屬於五行中一行的事物，相互之間，較之與其他事物具有特別的聯繫，由於五行之間具有生克制化的關係，不同五行屬性之間的事物也存在著相互滋生或抑制的關係。中醫學就是根據這一理論來指導養生和治病的。比如五行之木，於時為春，於方位為東方，在人體對應於肝，五色為青，五竅為目，五味為酸，五畜為雞，五穀為麥，五音為角，五體為筋等等，所以肝病往往在春天發生，表現為青色，在目和筋上有明顯的變化；治療上可以選酸味的藥物，雞和麥有利於肝病的恢復，如果用音樂療法以角音為宜。

五臟應四時理論作為《內經》的核心思想貫穿於全書之中，在《內經》中集中論述這一理論的，見於本篇及《陰陽應象大論》和《五運行大論》。各篇由於寫作目的的差異，在內容上各有側重，不盡相同，但其思想基本一致。我們據本篇的論述整理成下表，以便於讀者理解。對這張表，我們不能機械地理解記憶，而應該明白是以五行的生克制化為內核，以五方、五時為基本架構，以五臟為中心建立起來的立體網路系統。這是一個生生不息的活的系統，而不是一個僵死的結構。唯此，才能真正把握中醫學的五臟應四時理論，才能有效地指導我們的養生和治療實踐。

五方	東方	南方	中央	西方	北方
五色	青色	赤色	黃色	白色	黑色
五臟	肝	心	脾	肺	腎
五竅	目	舌	口	鼻	二陰
五病	在頭	五臟	在脊	在背	在谿
五味	酸	苦	甘	辛	鹹
五類	草木	火	土	金	水
五畜	雞	羊	牛	馬	彘
五穀	麥	黍	稷	稻	豆
五星	歲星	熒惑星	鎮星	太白星	辰星
五在	在筋	在脈	在肉	在皮毛	在骨
五音	角	徵	宮	商	羽
五數	八	七	五	九	六
五臭	臊	焦	香	腥	腐

「陰陽應象大論」[一]

黃帝說：「陰陽，是天地間的普遍規律，是一切事物的綱領，是萬物發展變化的起源，是生長毀滅的根本，是萬物發生發展變化的動力源泉，因此，治病必須尋求治本的方法。清陽之氣，積聚上升，就成為天；濁陰之氣，凝聚下降，就成為地。陰主靜，陽主動，陽主發生，陰主成長，陽主殺伐，陰主收藏。陽能化生力量，陰能構成形體。寒到極點會轉化生熱，熱到極點會轉化生寒。寒氣的凝聚，能產生濁陰，熱氣的升騰可產生清陽。清陽之氣在下，如不得上升，就會發生飧泄。濁陰之氣在上，如不得下降，就會發生脹滿。這是違反了陰陽運行規律，因此疾病也有順證和逆證的不同。」

黃帝曰：「陰陽者，天地之道也，萬物之綱紀[二]，變化之父母[三]，生殺之本始[四]，神明之府也[五]，治病必求於本[六]。故積陽爲天，積陰爲地。陰靜陽躁，陽生陰長，陽殺陰藏。陽化氣，陰成形[七]，寒極生熱，熱極生寒。寒氣生濁，熱氣生清。清氣在下，則生飧泄。濁氣在上，則生䐜脹[八]。此陰陽反作，病之逆從也[九]。」

一 該篇是《內經》闡述中醫學陰陽理論的最重要的篇章，所以稱為「大論」。該篇首先給出了陰陽的概念，論述了陰陽對整個自然界萬事萬物發生發展消亡的重要意義。進而詳細地論述了陰陽水火，精氣味形之間相互轉化的關係，陰陽偏盛偏衰所造成的疾病及依照陰陽學說確立的養生原則。最後該篇根據陰陽學說論述了人體的生理特點、早期治療的意義，針刺、診病及治療的基本原則。

二 綱紀：有綱領的意思。總的為綱，分支為紀。

三 變化之父母：萬物生長變化的根源。父母，有根源、起源的意思。

四 生：生長。殺：殺伐，消亡。本始：根本。

五 神明：變化不測謂之神，品物流行謂之明。推動萬物生成和變化的力量稱為「神明」。

六 本：根源，根本。這裡指陰陽。

七 陽化氣，陰成形：這裡的氣指能力、力量。形，指形體、物質。

八 䐜（chēn）脹：上腹部脹滿。

九 逆：病的異常稱「逆證」。從：病的正常稱「順證」。

【點評】

本篇是《內經》全面系統論述陰陽的篇章。本節首先對陰陽的概念作出了全面的界定。與形式邏輯要求定義必須揭示概念內涵不同，中國古代的定義更偏重於揭示其功用，從功用角度闡明其內涵。顧名思義，所謂概念即概括的觀念，而概括是對其內在本質的概括，偏重於從「體」的方面理解事物，而與概念相對的中國古代思想中稱為範疇更適合。範疇是對具有相同或相似功用事物的歸類，偏重於從「用」的方面理解事物。所以陰陽，嚴格說來屬於範疇，囊括了世間一切相對的事物，亦即一切相對事物都可以或歸屬陰或歸屬陽。這樣就很難從「體」即內在屬性的角度來揭示其內涵，而只能從外在功用角度來揭示其共同作用。

本節首先指出：「陰陽者，天地之道也。」陰陽是天地之道，即自然界的根本規律。這是中國古代思想家的共同認識。老子說：「萬物負陰而抱陽，沖氣以為和。」《周易．繫辭》：「一陰一陽之謂道。」所謂「萬物之綱紀」，是說萬物依賴於陰陽才能存在。「變化之父母」，是說一切事物都在變化之中，而變化的根源在於陰陽。變化是中國哲學的一對重要範疇。《周易．繫辭》：「在天成象，在地成形，變化見矣。」《素問．天元紀大論》：「物生謂之化，物極謂之變。」朱熹說：「變者化之漸，化者變之成。」逐漸的變化為化，顯著的變化為變。變化雖多，皆產生於陰陽，所以為「變化之父母」。

「生殺之本始」，萬物都不是永恆存在的，都有一個生成、存續、消亡的變化過程。這個過程古人稱為「生殺」。生殺的根據在於陰陽。這以一年四季陰陽變化導致動植物特別是植物的生長收藏的週期變化為典型。冬至以後陽氣開始生發，春為陽氣之始，夏為陽氣之盛，春夏萬物開始生長盛大；夏至以後陰氣始生，秋為陰始，冬為陰盛，萬物開始收藏。這就是陰陽生殺之道。「神明之府」，此為總結語，意為陰陽是欣欣向榮、萬千變化的世界的根據。府為藏物之所，神明出於陰陽，故陰陽為神明之府。「治病必求於本」，本為致病之源。上文即已明瞭陰陽與萬物生殺變化的關係，同理可以推知疾病與陰陽的關係。疾病的表現雖然變化萬千，但其致病之源則不外陰陽，或本於陰，或本於陽，抓住了陰陽也就抓住了疾病的根本。

接下來論述了陰陽的不同作用和不同屬性。陽氣累積而成天，陰氣累積而成地，即「積陽為天，積陰為地」。陰氣主安靜，陽氣主躁動。一般的理解是陽氣主生長，陰氣主收藏。這裡的「陽生陰長，陽殺陰藏」是從更深層的意義上説的。「陽生陰長」是陽中的陰陽。我們常説孤陰不生，獨陽不長。春夏為陽氣主導的生長時期，發生雖然依賴於陽氣，同時也需要雨露（陰）的滋潤，這就是「陽生陰長」；同樣秋冬是收藏的時期，閉藏雖有賴於寒冽之陰，而肅殺依賴於風霜之陽，這就是「陽殺陰藏」。「陽化氣，陰成形」是説陰陽分別有化氣和成形的不同功用。「寒極生熱，熱極生寒」是説陰陽達到極限會發生逆轉。以上是陰陽在正常情況下的作用。相反，如果出現「寒氣生濁，熱氣生清。清氣在下，則生飧泄。濁氣在上，則生䐜脹」的病理改變，是陰陽的作用發生變異的結果。

在自然界中，清陽之氣變為天，濁陰之氣變成地。地氣上升就成為雲，天氣下降就變成雨。雨雖從天氣下降，卻是地氣所化；雲雖形成於地氣，卻賴天氣的蒸發。這些都是由於陰陽相互轉化造成的。同樣，在人體的變化中，清陽出於上竅，濁陰出於下竅。清陽發散於腠理，濁陰注入於五臟。清陽使四肢得以充實，濁陰使六腑能夠相安。

「故清陽爲天，濁陰爲地。地氣上爲雲，天氣下爲雨。雨出地氣，雲出天氣。故清陽出上竅[一]，濁陰出下竅[二]。清陽發腠理，濁陰走五臟。清陽實四支，濁陰歸六腑。」

[一] 上竅：指眼耳口鼻七竅。

[二] 下竅：指前後二陰。

【點評】

本節先論天地陰陽雲雨之氣的生成變化，次論人體清陽濁陰在上竅、下竅、腠理、五臟、四肢、六腑的出入升降。這就是我們常說的天人相應理論的反映。古人認為天人一氣、天人一理，天地之道就是人體之道，在天地發生的一切也就是在人體發生的一切，人體的運動生化規律與天地自然的規律是一致的。這就是所謂的天人性命之理。中醫學所描述的人體生命變化圖景到目前為止還不能通過現代科學的方法得以呈現；但是我們不能因此而認為中醫學的理論都是出於妄想的無稽之談。因為人的認識總是有限的，我們不能以自己有限的認識來否定其他認識的真理性。這是其一。其二，人作為天地之氣運化的產物，作為自然界長期發展的產物，天地或自然界這個大背景怎麼能不對人的生命活動產生影響呢？中醫學以天人相應的視域建立的人體生命圖景在哲學的角度上應該給予肯定。這也是為什麼在今天有些人看來是如此荒誕不經的理論卻能夠有效地指導臨床實踐的根源。也就是說，其中必然蘊含著科學真理，或者其本身就是真理的一種表達形式，不過為今天的人所不易理解而已。

「水屬於陰，火屬於陽。陽是無形的氣，陰則是有形的味。飲食五味進入身體中的胃腑，胃能夠腐熟蒸化出水穀中的清氣。清氣進入五臟與五臟中的精氣結合，化生為人體生命的營養物質。精仰賴水穀清氣的補養，形體仰賴飲食五味的補給。飲食經過生化生成精，精氣化後來充養形體。飲食不節，也能傷害形體，氣偏盛，也能損傷精。精血充足，又能夠化而為氣，氣也能被五味太過所傷害。」

「水爲陰，火爲陽。陽爲氣[一]，陰爲味[二]。味歸形[三]，形歸氣。氣歸精[四]，精歸化[五]。精食氣[六]，形食味[七]。化生精，氣生形[八]。味傷形，氣傷精[九]。精化爲氣，氣傷於味[十]。」

[一] 氣：指功能或活動能力。

[二] 味：泛指一切食物。

[三] 形：指形體，包括臟腑、肌肉、血脈、筋骨、皮毛等。歸：生成，滋養。

[四] 氣歸精：真氣化生精。

[五] 精歸化：精血充盛，又可化生真氣。化，化生。

[六] 精食（sì）氣：精仰賴氣化而成。食，仰求、給養或依賴。

[七] 形食（sì）味：形體有賴食物的營養。

[八] 化生精，氣生形：氣化、生化的作用，促進了精的生成，同時又充養了形體。

[九] 味傷形，氣傷精：味和氣也能傷害人體的形和精。

[十] 精化為氣，氣傷於味：精可以化生氣，產生功能，飲食五味失調也可以傷氣，損傷功能。

〔點評〕

本節論述了藥食的氣、味與人身的形、氣、精、化之間錯綜複雜的轉化關係。萬物皆屬陰陽，而水火是陰陽的代表。萬物都是由陰陽水火生成。就藥物、食物而言也是如此。我們曾經說過按照古人的理論，事物都是形氣統一體，具體說來應該是氣、味與形的統一體。氣屬於陽來源於天，氣分寒熱溫涼四氣；味屬於陰來源於地，味分酸苦甘辛鹹五味。五味化生精血而成形，所以「味歸形」。藥食之氣，補充人體之氣，即「氣歸氣」，此不待言。形之存亡賴於氣之聚散，氣聚成形，氣散無形，所以形由氣統攝，故曰「形歸氣」。這裡的氣是統攝人體的元氣，不僅是藥食之氣，藥食之氣進入人體化為元氣的一部分。這裡的氣指稟受於先天的真氣，是生命的源泉和動力。與後天的水穀之氣結合而充養周身，人身的精血由先天真氣推動而化生，故曰「氣歸精」，這裡的精是後天之精。「精歸化」，這裡的精是先天之精，為坎水。天一生水，為五行之先。萬物之初，其形皆水，精即水。由精化氣，由氣化神，這就是常說的精、氣、神的順序，所以水為萬化之源故曰「精歸化」。精氣神特別是精氣之間是相互滋生的關係，所以即說「氣歸精」，又說「精歸化」。

「精食氣，形食味」是「氣歸精」和「味歸形」的另一種表達。食，是動詞，「獲取食物於……」之意，如子食母乳之義。「氣歸精」故「精食氣」；「味歸形」故「形食味」。「化生精，氣生形」是「精歸化」和「形歸氣」的另外一種表達。萬物化生皆從精開始，故「化生精」。二者的區別在於，「精歸化」說的是萬物沒有化生之前，由精開始化生；

「化生精」是說萬物已經化生後，由化而產生後天之精。氣聚則形生，氣散則形死，故曰「氣生形」。

以上論述了正常情況下，氣、味、形、精、化之間的相互生化關係。相反，在異常情況下也會相害為病。「味傷形」，味既能充養形體，五味不節就會反傷形體。氣既能化生精，氣失調反而就會傷精，故「氣傷精」。

「精化為氣」，即「精歸化」。上文說「氣歸精」就是氣生精，這裡說「精化為氣」，即精生氣。表述完全相反，正反映了精氣互根的奧妙關係。如同上文所言天地雲雨的關係。雨雖然落於地，但不是生於地，而是由天上的雲生成，即氣歸精；雲也不是生於天，而是地氣上升而成，即「精化為氣」。人身的精氣也是如此。氣聚則精盈，精盈則氣盛，精氣充實，身體自然強壯。

「氣傷於味」。上文說「味傷形」，因為形氣是統一的，所以傷形必傷氣，五味過嗜必傷臟腑之氣。如《生氣通天論》「味過於酸，肝氣以津，脾氣乃絕」之類，都是味傷氣。《痹論》：「飲食自倍，腸胃乃傷」就是傷腸胃之氣。

「味屬陰，所以趨向下竅；氣屬陽，所以趨向上竅。五味之中，味厚的屬於純陰，味薄的屬於陰中之陽。氣厚的屬於純陽，氣薄的屬於陽中之陰。味厚的有泄下作用，味薄的有疏通作用。氣薄的能夠向外發洩邪氣，氣厚的能助陽發熱。亢陽能使元氣衰弱，微陽能使元氣旺盛。因為亢陽會侵蝕元氣，而元氣有賴於微陽的煦養。亢陽耗散元氣，微陽卻使元氣增強。氣味之中，辛甘而有發散作用的屬陽，酸苦而有湧泄作用的屬陰。」

「陰味出下竅，陽氣出上竅。味厚者爲陰[一]，薄爲陰之陽。氣厚者爲陽，薄爲陽之陰。味厚則泄，薄則通。氣薄則發洩，厚則發熱。壯火之氣衰[二]，少火之氣壯[三]。壯火食氣[四]，氣食少火[五]。壯火散氣，少火生氣。氣味，辛、甘發散爲陽，酸、苦湧泄爲陰。」

一 味厚者為陰：根據中醫藥學理論，藥物之性包括四氣五味。四氣源於一年四季寒熱溫涼的變化，所以藥氣分為溫、熱、涼、寒四大類。五味源於地氣，分為酸、苦、甘、辛、鹹五大類。因四氣源於天所以屬陽，五味源於地所以屬陰。但氣味又有厚薄的不同。氣厚的為純陽，味厚的為純陰，氣薄的為陽中之陰，味薄的為陰中之陽。

二 壯火：過於亢盛的陽氣，這種火實質上已經不是生理性的而是病理性的邪火。

三 少火：微少的陽氣，這種火屬於生理性的，是人體生命活動的動力。

四 壯火食氣：壯火侵蝕，消耗元氣。

五 氣食少火：元氣依賴於少火的充養。

【點評】

本節論述了藥食氣味陰陽的代謝特點及不同作用，並特別闡明了少火、壯火的概念及不同意義。根據陰降陽升的規律，藥食的味屬於陰，下降而出下竅；氣屬於陽，上升而出上竅。味厚為純陰能泄下，味薄能通利；氣厚為純陽能發熱，氣薄能疏泄。火為陽氣是生命之源，但只有陽和之火才能生物，而亢烈之火反而害物。火太過則生命之氣反而衰弱，即「壯火之氣衰」，「壯火食氣」，「壯火散氣」；火平和生命之氣才盛壯，即「少火之氣壯」，「氣食少火」，「少火生氣」。

「陰氣偏勝，陽氣就會受病；陽氣偏勝，陰氣也會受病。陽氣偏勝會生熱，陰氣偏勝會生寒。寒到極點，會出現熱象；熱到極點，又會出現寒象。寒邪會損傷人的形體，熱邪會損傷人的真氣。真氣受傷會產生疼痛，形體受傷會發生腫脹。凡是先疼後腫的，是因為真氣先傷而影響到形體；先腫後痛的，則是形體先傷而影響真氣。風邪太過，就會發生痙攣動搖；熱邪太過，肌肉就會發生紅腫；燥邪太過，津液就會乾涸；寒邪太過，就會發生浮腫；濕邪太過，就會發生泄瀉。」

「陰勝則陽病，陽勝則陰病。陽勝則熱，陰勝則寒。重寒則熱，重熱則寒。寒傷形，熱傷氣。氣傷痛，形傷腫。故先痛而後腫者，氣傷形也；先腫而後痛者，形傷氣也。風勝則動，熱勝則腫，燥勝則乾，寒勝則浮[一]，濕勝則濡瀉[二]。」

[一] 浮：浮腫。

[二] 濡瀉：濕瀉。

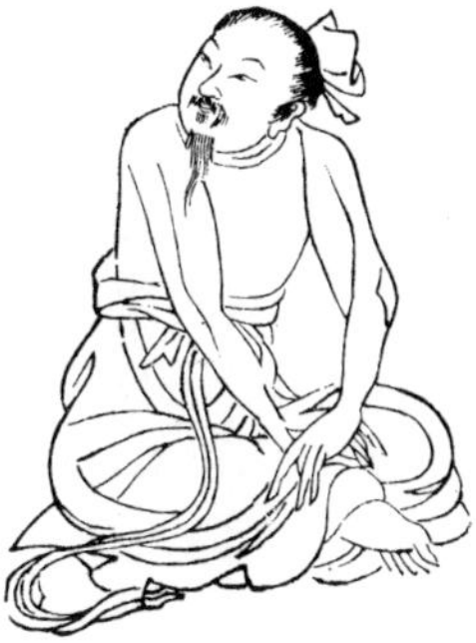

修真圖一

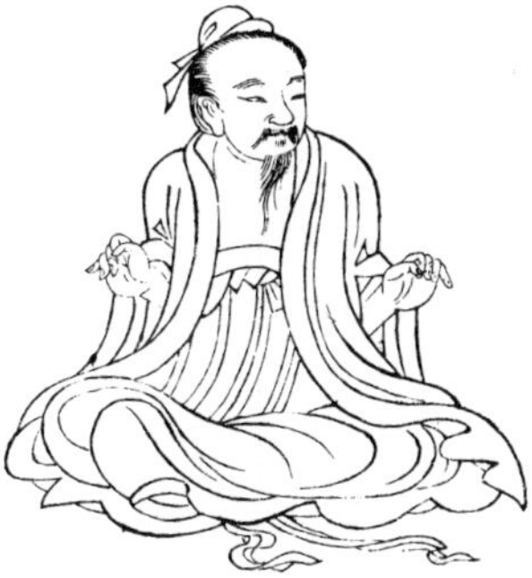

修真圖二

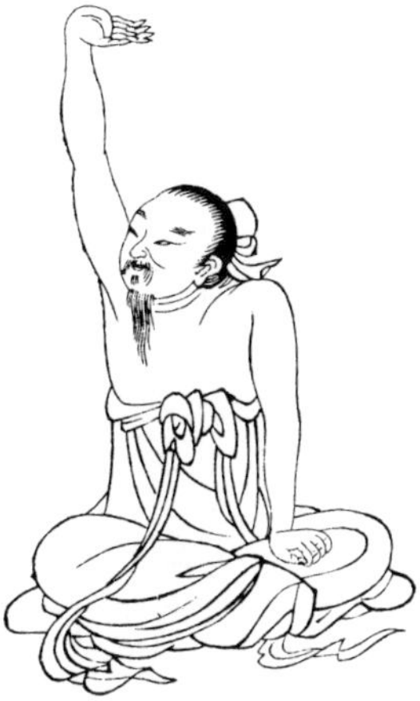

修真圖三

〔點評〕

本節論述了陰陽寒熱為病的性質，氣傷、形傷的不同表現及風熱燥寒濕為病的特點。

「自然界有春夏秋冬四時的推移、五行的變化，形成生長收藏的規律，產生寒暑燥濕風的氣候。人有五臟，五臟化生五氣，產生喜怒悲憂恐五種情志。所以過喜過怒可以傷氣，寒暑外侵，會損傷形體；大怒會傷陰氣，大喜會傷陽氣。如果逆氣上沖，血脈阻塞，也會神氣浮越，離形體而去。因此，不節制喜怒，不調適寒暑，生命就不會穩固。陰氣過盛會轉化為陽，陽氣過盛也會轉變為陰。所以說：冬天感受寒氣過多，到春天就容易發生熱性病；春天感受風氣過多，到夏天就容易發生飧泄；夏天感受暑氣過多，到秋天就容易發生瘧疾；秋天感受濕氣過多，到冬天就容易發生咳嗽。」

「天有四時五行，以生長收藏，以生寒暑燥濕風。人有五臟化五氣[一]，以生喜怒悲憂恐。故喜怒傷氣，寒暑傷形；暴怒傷陰，暴喜傷陽。厥氣上行[二]，滿脈去形。喜怒不節，寒暑過度，生乃不固。故重陰必陽，重陽必陰。故曰：冬傷於寒，春必溫病；春傷於風，夏生飧泄；夏傷於暑，秋必痎瘧；秋傷於濕，冬生咳嗽。」

[一] 五氣：五臟之氣，由五氣而生五志，即喜怒悲憂恐。

[二] 厥氣：逆行之氣。

〔點評〕

本節屬於概要性的論述。從天人相應的理論出發，認為萬物的生長收藏，寒暑燥濕風的氣候變化都是源自天的四時五行；同樣人的喜怒悲憂恐五志源自五臟化生的五氣。內生的五志和外界的五氣會分別傷人之氣或形。這是事物陰陽屬性決定的，而在傷氣或傷形中又有陰陽的分別，而疾病發展的極限又有「重陰必陽，重陽必陰」的轉化。最後從整體觀點出發論述了伏邪為病的規律。「喜怒不節，寒暑過度，生乃不固」之說，從養生學角度提示人們，不能調節自身的情志，不能適應外界的寒暑，是傷害健康的兩大因素，善養生者應和喜怒而適寒暑。

黃帝問：「我聽說古代聖人，談論人體的形態，排列辨別臟腑的陰陽；聯繫會通四方上下六合，來審察十二經脈陰陽六合的起止循行與絡屬關係；氣穴各有它所發的部位和名稱；連屬於骨骼的『谿穀』，都有它們的起止點；皮部浮絡的屬陰屬陽，為順為逆，也各有條理；四時陰陽變化，有一定規律；外在環境與人體內部的對應關係也都有表有裡。真是這樣嗎？」

帝曰：「余聞上古聖人，論理人形，列別臟腑[一]；端絡經脈[二]，會通六合[三]，各從其經；氣穴所發，各有處名；谿穀屬骨[四]，皆有所起；分部逆從，各有條理；四時陰陽，盡有經紀。外內之應，皆有表裡。其信然乎？」

[一] 列別：分別，分辨。
[二] 端絡經脈：審察經脈的相互聯繫。端絡，作動詞解。
[三] 六合：四方上下為「六合」。另十二經脈的陰陽配合也稱「六合」。這裡包含兩個意思。聯繫自然界的四方上下六合來排比十二經脈的陰陽六合。
[四] 谿穀：山間的河溝為「谿」，同「溪」。兩山之間的夾道或流水道稱「穀」。中醫借用來指肌肉會聚之處。因肌肉會聚處肌腱交迭而形成凹陷似「谿穀」。屬骨：骨相連之處。

【點評】

本節是下文論述「臟腑經脈，四時陰陽，外內相應」理論的概要性說明。「臟腑四時相應」即《生氣通天論》所謂的「五臟應四時」理論。從這裡可以看到，古人把人形、臟腑、經脈等與天地六合、四時陰陽按照表裡內外一定的條理，相互對應起來，形成了一個網狀動態的整體系統，作為指導養生和治病的理論基礎。

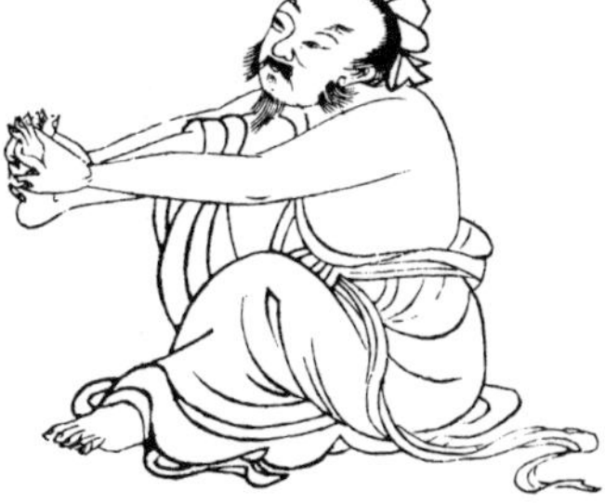

修真圖四

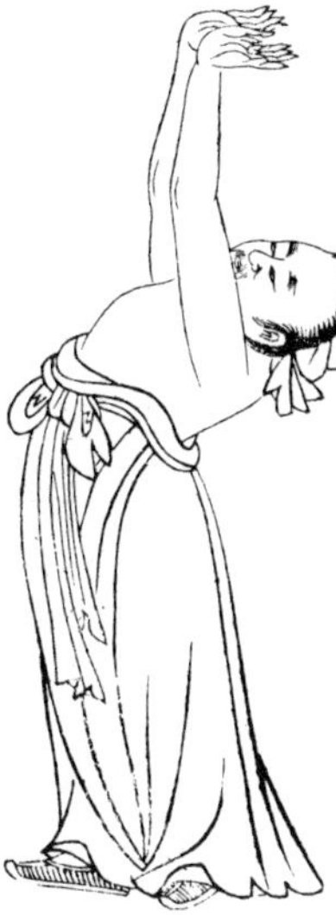

修真圖五

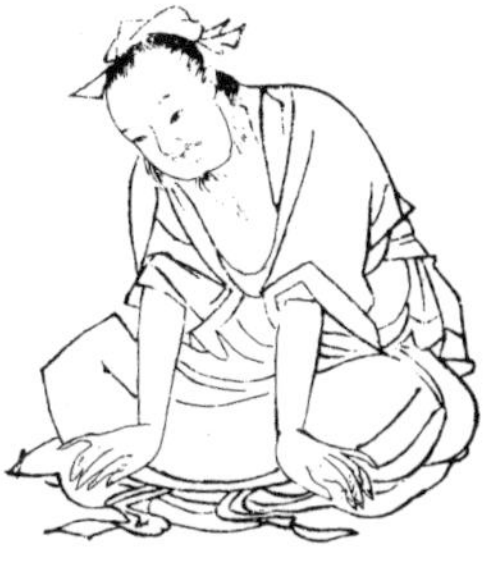

修真圖六

岐伯對曰：「東方生風，風生木，木生酸，酸生肝，肝生筋，筋生心。肝主目。其在天爲風，在地爲木，在體爲筋，在藏爲肝，在色爲蒼，在音爲角，在聲爲呼，在變動爲握，在竅爲目，在味爲酸，在志爲怒。怒傷肝，悲勝怒；風傷筋，燥勝風；酸傷筋，辛勝酸。」

岐伯回答說：「東方屬春，陽氣上升而生風，風能滋養木氣，木氣能生酸味，酸味能養肝，肝血又能養筋，筋又能養心。肝氣上通於目。它的變化，在天為六氣中的風，在地為五行中的木，在人體中為筋，在五臟中為肝，在五色中為蒼，在五音中為角，在五聲中為呼，在人體的變動中為握，在七竅中為目，在五味中為酸，在情志中為怒。怒能傷肝，但悲傷可以抑制怒；風氣能傷筋，但燥可以抑制風；過食酸味能傷筋，但辛味可以抑制酸味。」

「南方屬夏，陽氣大盛而生熱，熱能生火，火氣能產生苦味，苦味能養心，心又能生血，血又能養脾。心氣上通於舌。它的變化，在天為六氣中的熱，在地為五行中的火，在人體中為血脈，在五臟中為心，在五色中為赤，在五音中為徵，在五聲中為笑，在人體的變動中為憂，在七竅中為舌，在五味中為苦，在情志中為喜。過喜能傷心，但恐可以抑制喜；熱能傷氣，但寒氣可以抑制熱；過食苦味能傷氣，但鹹味可以抑制苦味。」

「南方生熱，熱生火，火生苦，苦生心，心生血，血生脾。心主舌。其在天爲熱，在地爲火，在體爲脈，在藏爲心，在色爲赤，在音爲徵，在聲爲笑，在變動爲憂，在竅爲舌，在味爲苦，在志爲喜。喜傷心，恐勝喜；熱傷氣，寒勝熱；苦傷氣，鹹勝苦。」

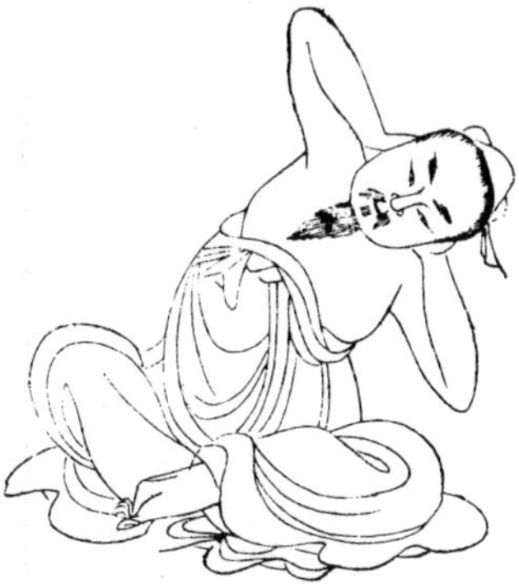

修真圖七

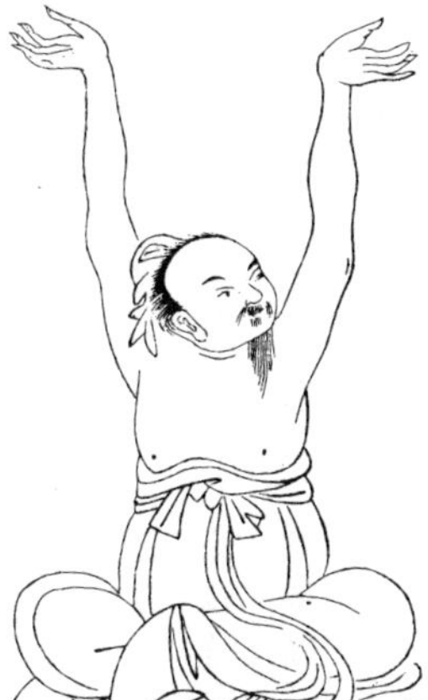

修真圖八

「中央屬長夏，蒸發而生濕，濕能使土氣生長，土能產生甘味，甘味能滋養脾氣，脾氣又能夠滋養肌肉，肌肉健壯又能使肺氣充實。脾氣上通於口。它的變化，在天為六氣中的濕，在地為五行中的土，在人體中為肌肉，在五臟中為脾，在五色中為黃，在五音中為宮，在五聲中為歌，在人體的變動中為乾噦，在七竅中為口，在五味中為甘，在情志中為思。思慮能傷脾，但怒可以抑制思慮；濕氣能傷肌肉，但風氣可以抑制濕氣；過食甘味能傷肌肉，但酸味可以抑制甘味。

「中央生濕，濕生土，土生甘，甘生脾，脾生肉，肉生肺。脾主口。其在天爲濕，在地爲土，在體爲肉，在藏爲脾，在色爲黃，在音爲宮，在聲爲歌，在變動爲噦，在竅爲口，在味爲甘，在志爲思。思傷脾，怒勝思；濕傷肉，風勝濕；甘傷肉，酸勝甘。」

「西方屬秋，天氣勁急而生燥，燥能使金氣旺盛，金能產生辛味，辛味能直通肺氣，肺氣又能滋養皮毛，皮毛潤澤又能滋生腎水。肺氣上通於鼻。它的變化，在天為六氣中的燥，在地為五行中的金，在人體中為皮毛，在五臟中為肺，在五色中為白，在五音中為商，在五聲中為哭，在人體的變動中為咳，在七竅中為鼻，在五味中為辛，在情志中為憂。憂能傷肺，但喜可以抑制憂；熱能傷皮毛，但寒可以抑制熱；過食辛味能傷皮毛，但苦味可以抑制辛味。」

「西方生燥，燥生金，金生辛，辛生肺，肺生皮毛，皮毛生腎。肺主鼻。其在天爲燥，在地爲金，在體爲皮毛，在藏爲肺，在色爲白，在音爲商，在聲爲哭，在變動爲咳，在竅爲鼻，在味爲辛，在志爲憂。憂傷肺，喜勝憂；熱傷皮毛，寒勝熱；辛傷皮毛，苦勝辛。」

「北方屬冬，陰凝而生寒，寒氣能使水氣旺，水能產生鹹味，鹹味能滋養腎氣，腎氣又能滋養骨髓，骨髓充實又能養肝。腎氣上通於耳。它的變化，在天為六氣中的寒，在地為五行中的水，在人體中為骨髓，在五臟中為腎，在五色中為黑，在五音中為羽，在五聲中為呻吟，在人體的變動中為戰慄，在七竅中為耳，在五味中為鹹，在情志中為恐。恐能傷腎，但思可以抑制恐；寒能傷骨，但燥可以抑制寒；過食鹹味能傷骨，但甘味可以抑制鹹。」

「北方生寒，寒生水，水生鹹，鹹生腎，腎生骨髓，髓生肝。腎主耳。其在天爲寒，在地爲水，在體爲骨，在藏爲腎，在色爲黑，在音爲羽，在聲爲呻，在變動爲栗，在竅爲耳，在味爲鹹，在志爲恐。恐傷腎，思勝恐；寒傷血，燥勝寒；鹹傷血，甘勝鹹。」

【點評】

這幾節論述的臟腑四時相應理論與《生氣通天論》的五臟應四時理論略有不同，但其實質是一致的。由於現實世界蘊含著豐富多彩的無限事物，作為一種理論不可能也不必要將其全部內容囊括其中，只能是根據實際需要，來選取其所需要的內容。但其基本內容五行及其相互之間的生剋制化關係是不可或缺的。這裡為便於讀者理解，也依據本文列表如下：

五方	五氣	五行	五味	五臟	五體	五色	五音	五聲	五變	五竅	五志
東	風	木	酸	肝	筋	蒼	角	呼	握	目	怒
南	熱	火	苦	心	脈	赤	徵	笑	憂	舌	喜
中央	濕	土	甘	脾	肉	黃	宮	歌	噦	口	思
西	燥	金	辛	肺	皮毛	白	商	哭	咳	鼻	憂
北	寒	水	鹹	腎	骨髓	黑	羽	呻	栗	耳	恐

與《生氣通天論》只是論列了五方五臟類屬的諸多事物不同，本篇還論述了五行之間的生剋關係。如「東方生風，風生木，木生酸，酸生肝，肝生筋，筋生心」，這是同行之間事物的相生關係。又如「怒傷肝」、「風傷筋」、「酸傷筋」是同行之間事物的相剋關係。而「悲勝怒」、「燥勝風」、「辛勝酸」則是不同行之間事物的相剋關係。可見，五行生剋關係並不像我們理解得那樣簡單，相剋關係並非一定是不同行之間，同行之間也有相剋關係。如怒屬木，肝屬木，怒為肝之志，怒傷肝；風屬木，筋屬木，風邪入裡首先傷筋。而相克也並不是只有消極意義，悲屬金，為肺之志，怒屬木，為肝之志。悲勝怒，就可以用來治療因怒而生的疾病。同樣，屬於金的燥氣和辛味可以治療因屬木的風氣和酸味造成的疾病。

歷史上很多醫家巧妙地運用情志療法治癒了情志心理疾病，堪稱奇絕。《儒林外史》中有這樣一段故事：范進多年不中，這一年終於時來運轉，中了舉人，不料樂極生悲，大喜過度失性傻了。結果被其岳丈一掌又打得清醒過來。中醫認為心在志為喜，過喜會使心神渙散而失性。在五行心屬火，而水能制火，五臟中腎屬水，恐為腎之志。因為范進平日就懼怕岳丈，所以一掌下去，受了恐嚇，腎水制服了渙散的心火，疾病即時而愈。《後漢書．方術傳》記載，華佗曾寫信怒罵一位思慮過度而病的郡守，使其大怒嘔出「惡血」而愈。據《冷盧醫話》所載，清代名醫徐徊溪曾經以死詐狀元，江南一考生得中狀元過喜而狂，徐告以逾十天將亡，書生受恐嚇而病癒。這個例子可以說是范進中舉的真實版本。還有清代醫家傅青主，曾教一位使妻子鬱悶病倒的青年，用文火加水銀軟石頭做藥引，青年燒火幾天幾晚無倦意，妻子見狀受感動，最後化恨為愛而疾愈。

「故曰：天地者，萬物之上下也；陰陽者，血氣之男女也[一]**；左右者，陰陽之道路也**[二]**；水火者，陰陽之徵兆也**[三]**；陰陽者，萬物之能始也**[四]**。故曰：陰在內，陽之守也；陽在外，陰之使也。」**

「所以說：天地上下是負載萬物的根本；陰陽是化生氣血，形成雌雄生命體的動源；左右是陰陽運行的道路；而水火則是陰陽的表現；總之，陰陽是一切事物生成的原始。再進一步說：陰陽是相互為用的。陰在內，有陽作為它的衛外；陽在外，有陰作為它的輔助。」

一 血氣之男女：借用男女氣血來説明陰陽的相對關係。

二 「左右者」兩句：古人認為，陰氣右行，陽氣左行。

三 徵兆：即是象徵。

四 能（tāi）始：變化生成之開始。

【點評】

本節承上文，總結了天地、陰陽、水火、上下對於萬物、男女的重要意義；特別指出了陰陽之間的「陰在內，陽之守也；陽在外，陰之使」的滋生互助的關係。

黃帝問：「人怎樣取法於陰陽呢？」

岐伯回答說：「陽氣太過，身體就會發熱，腠理緊閉，喘息急迫，呼吸困難，身體俯仰擺動。手腳厥冷汗出不來並且發熱，牙齒乾燥，並且心裡煩悶，再有腹部脹滿，就是死證。患者耐受得冬天，而耐受不得夏天。陰氣太過，身體就會惡寒，出汗，身上時常覺冷，甚或時常打寒戰，寒重就會出現手足厥冷，之後再有腹部脹滿，就是死證。患者耐受得夏天，而耐受不得冬天。這就是陰陽偏勝，所引起疾病的症狀。」

帝曰：「法[一]陰陽奈何？」

岐伯曰：「陽勝則身熱，腠理閉，喘粗爲之俯仰。汗不出而熱，齒乾以煩冤，腹滿死。能冬不能夏[二]。陰勝則身寒，汗出，身常清[三]，數栗而寒，寒則厥，厥則腹滿死。能夏不能冬。此陰陽更勝之變，病之形能也[四]。」

[一] 法：取法，運用。

[二] 能：音義同「耐」。

[三] 清：通「清」（qìng），寒。

[四] 能：通「態」。

【點評】

本節揭示了陰陽失調發病的典型表現。

黃帝問：「怎樣調和陰陽呢？」

岐伯回答說：「能夠知道七損八益的道理，就可以調和陰陽；不知道這個道理，就會早衰。人到四十歲，陰氣已經減損了一半，起居動作顯得衰退；到五十歲，身體笨重，耳不聰，目不明；到六十歲，陰痿，氣大衰，九竅功能減退，下虛上實，流鼻涕、淌眼淚等衰老現象都會出現。所以說：懂得養生的人，身體就強健，不懂得養生的人，身體就容易衰老，因此，同時出生，來到世上生活，最後的結局卻不相同。聰明人，在沒病時就注意養生；愚蠢的人，在發病時才知道調養。愚蠢的人，常感到體力不足，聰明的人卻感到精力有餘。精力有餘，就會耳聰目明，身體輕捷強健，即使年老也還顯得健壯，強壯的人則更加強健。所以明達事理的人，順乎自然而不做無益於養生的事，以恬靜的心情為快樂，持守虛無之道，追尋心志的快樂與自由，因此，他的壽命無窮盡，與天地長存。這就是聖人的養生方法。」

帝曰：「調此二者，奈何？」

岐伯曰：「能知七損八益[一]，則二者可調；不知用此，則早衰也。年四十，而陰氣自半也，起居衰矣；年五十，體重，耳目不聰明矣；年六十，陰痿，氣大衰，九竅不利，下虛上實，涕泣俱出矣。故曰：知之則強，不知則老，故同出而名異耳。智者察同，愚者察異[二]。愚者不足，智者

有餘。有餘則耳目聰明，身體輕強，老者復壯，壯者益治。是以聖人爲無爲之事，樂恬惔之能，從欲快志於虛無之守，故壽命無窮，與天地終。此聖人之治身也。」

一 七損：女子月事貴在時下。因女性以七年為生命節律變化週期。八益：男子精氣貴在充滿。因男性以八年為生命節律變化週期。

二 「智者」兩句：聰明人在未病之時注意養生。愚蠢的人發病之後才知道調養。同，指健康。異，指疾病衰老。

【點評】

本節是《內經》論養生之道的重要章節。其中的「七損八益」說是歷代醫家爭論頗多的話題。王冰注：「用，房色也。女子以七七為天癸之終，丈夫以八八為天癸之極。然知八可益，知七可損，則各隨氣分，修養天真，終其天年，以度百歲。《上古天真論》曰：「女子二七天癸至，月事以時下。丈夫二八天癸至，精氣溢瀉。然陰七可損，則海滿而血自下；陽八宜益，交會而泄精。由此則七損八益，理可知矣。」王冰的觀點是從房事與養生的角度來理解「七損八益」，遭到了張介賓的批評。張介賓說：「按啟玄子注此，謂女為陰七可損，則海滿而血自下；男為陽八宜益，交會而精泄，以用字解為房事。然精血宜調，非可言損，交會精泄，何以言益？」認為王氏之說從文字上就講不通。而張介賓則是從一般的陰陽與生命的關係角度來理解「七損八益」。他說：「七為少陽之數，八為少陰之數。七損者言陽消之漸，八益者言陰長之由也。夫陰陽者，生殺之本始也。生從乎陽，陽不宜消也；死從乎陰，陰不宜長也。使能知七損八益之道，而得其消長之幾，則陰陽之柄，把握在我，故二者可調，否則未央而衰。」張介賓從其重視陽氣對生命作用的角度來理解「七損八益」，強調顧護陽氣對生命的絕對意義；並在按語中說：「死生之本，全在陽氣。故《周易》三百八十四爻，皆卷卷於扶陽抑陰者，蓋恐其自消而剝，自剝而盡，而生道不幾乎息矣。」

對於經典文本，後人常常有不同甚至相反的見解，我們不應該責怪經典語義不清。正是通過對經典文本的不同解讀，學術才能向前發展。應該說任何文本在寫作之時，其內涵一定是確定的，不能存在多種甚至不同的意義；但是後人在解讀時卻可能產生多種甚至矛盾的解讀，這是經典的開放性所致，也正是經典的意義所在。我們不能確定某種理解的獨尊地位而排斥其他合理的解讀，不同的解讀是學術深化發展的體現。無論王冰從房事養生角度還是張介賓從顧護陽氣角度來理解「七損八益」，都是對這一思想的深化和發展。要說明的是，馬王堆出土的帛書《天下至道談》中出現了「七損八益」，並且有具體內涵的說明，從內容看確實是與房事有關。可見，王冰的注釋確實更符合《內經》原意。

《內經》非常重視房事與養生和疾病的關係，雖然沒對這一問題專篇論述，但散見於各篇的論述很多，對房事過度所致疾病和發病機理作了比較詳細的闡述，為中醫房事養生和治療學奠定了理論基礎。

「食色，性也。」飲食男女是人的兩大欲求。房事是人的生理本能和生殖繁衍的基礎，沒有房事活動，人的繁衍就無從談起。但是任何事物都具有兩面性，不當的房事不但會敗德，更會傷身，所以必須對房事或性形成科學合理的觀念，並以此指導房事活動。

首先，生殖能力不是人終身具有的。孔子說過：「少之時，血氣未定，戒之在色。」《禮記》有男子「三十日壯，有室」和女子「二十而嫁」之說。人在少年時期雖然具有性意識和性衝動，但生理機能並沒有完全成熟，所謂「血氣未定」，如果勉強從事房事活動或者誤犯手淫，過早傷精，會對自己的身體健康產生終身的不良影響。人到老年身體機能衰弱，生殖力也隨之衰弱，已經不是最佳的生殖年齡，所以就應該禁絕房事。有人會反駁說年老的人依然能生孩子，甚至孩子更聰明。確實有這種情況，但終究是個別情況。蔬果最後結的果子，大多數無論形狀還是品質都不好，最好的一般是中間部分。所以古人主張男子到六十歲應該「閉房」，即禁絕房事。

其二，生殖期內，也不能恣意妄為，否則就是違逆天道。有人可能還會反駁說，按照這個說法，少年和老人就應該絕對沒有性能力。這不符合事物發展的規律，任何事物的發展都是逐漸的過程，不可能突然產生和消失。就人的生殖能力來說其存續的時間是比較長的，這可以說是上天對人的恩賜或眷顧或者說是自然的功能。試想如果上天賦予人的生殖力時間比較短，很多人就可能沒有自己的後代，而整個人類就可能滅絕了。雖然上天給予人充分的生殖時間，但不等於說人在生殖期內就可以恣意妄為。按照古人的觀點房事活動的次數應該隨著年齡的增長而遞減。二十到三十，四日一次；三十到四十，八日一次；四十到五十，十六日一次；五十到六十，二十日一次。六十以上者應該「閉精」。這只是大概要求，應該因人、因時、因地而變化，但總的原則是隨著年齡增加而減少房事。

其三，按照古人的觀點，房事的次數還應該隨著四季而變化。古人主張「春一秋二夏三冬無」。這是順應陽氣春生夏長秋收冬藏的規律而來的。另外，在某些特殊情況下，也應該禁絕房事。如朱丹溪說：「夫夏月火土之旺，冬月火氣之伏，此論一年之虛耳。若上弦前下弦後，月廓月空亦為一月之虛。大風大霧，虹霓飛電，暴寒暴熱，日月薄蝕，憂愁忿怒，驚恐悲哀，醉飽勞倦，謀慮勤動，又皆為一日之虛。若病患初退，瘡痍正作，尤不止於一日之虛。……善攝生者，於此五個月（指四、五、六、十一、十二五個月）出居於外，苟值一月之虛，亦宜暫遠帷幕，各自珍重，保全天和，期無負敬身之教，幸甚。」《內經》還認為醉飽後不宜房事。違背以上要求，也是違逆天道。

人的生命活動依賴於精、氣、神而展開維持，精顯然處於最基礎的位置，是氣和神的來源。我們的日常生活、思慮營為依賴於氣，表現為神，而氣和神都由精所化生；也就是說生命活動最終依賴於精，由精轉化而來。生命活動不能不消耗精，沒有精的消耗就沒有生命；同時，由於精對於生命是如此之重要，所以必須保養好精，盡可能減少對精的消耗，以保持生命的恒久和健康。

精的消耗有兩個方面：一個是日常的工作生活，一個是房事中生殖之精的排泄。古人對這兩個方面都提出了養精要求。在日常生活中要勞役有度，注意休息，以養精蓄銳。平時消耗精較多的是思慮和目見。所以老子要求「致虛守靜」，陸九淵說「無事常閉目，亦佳」。因為睜眼看世界，神光外泄，會消耗大量精神。失眠的人都知道，即使睡不著，也得把眼睛閉上，睜著眼睛，無論如何是受不了的，就是說閉目可以養神。在房事活動中的養精就是減少精的排泄，按照古人的說法就是「慎房事」、「節房事」。

這裡要說明一下，現在一般人理解的精就是男子的精液，這固然不錯，但精液只是狹義的精。中醫學所講的精是廣義的，指的是供給生命活動的精微物質，其中包括精液。或者可以說精液是從廣義之精化生而來。在中醫學的話語系統中，水、陰及血是同等程度的範疇，所以有「精血」、「陰精」等說法。在一般人的概念中，一講到生殖或房事就會想到腎。有這方面疾病的人也會說自己「腎虛」什麼的。按照中醫理論，腎居北方，主水。《上古天真論》說：「腎者主水，受五臟六腑之精而藏之。」《六節藏象論》說：「腎者，主蟄，封藏之本，精之處也。」也就是說雖然五臟六腑都藏精，但腎是藏精的最主要的臟腑，腎是藏精之總司。而我們知道，人的陽氣，人的一切生命活動都最終依賴於精，那麼腎的重要性就不言而喻了。作為生殖之精的精液和供給一切生命活動的精是整體和部分的關係，不能把精僅僅理解為精液，與廣義的精沒有關係。只有這樣理解，我們才能明白「慎房事」、「寶精氣」對於健康長壽的重要意義。

精液和廣義的人體之精是一體的，如果長期房事不節，過量消耗精液導致整體的人體之精不足，不能化生供給生命活動的氣，也不能化神，而導致整體生命力下降，出現各種變症。這是一個長期的複雜的變化過程，房事不節與發生的疾病之間的聯繫並不直接，不易發現，所以很多人認識不到，甚至不承認。

房事過度、耗傷精液所造成的傷害，可能涉及到所有的五臟六腑及組織器官。僅以《內經》中的記載為例：一、傷及腎臟本身及脊骨。《生氣通天論》：「因而強力，腎氣乃傷，高骨乃壞。」腎主骨，腎精被傷，不能充養骨髓，故「高骨乃壞」。二、傷及肝臟，出現筋痿即陽痿。《痿論》：「思想無窮，所願不得，意淫於外，入房太甚，宗筋弛縱，發為筋痿，及為白淫。故《下經》曰：筋痿者，生於肝，使內也。」《經筋》：「足厥陰之筋……其病……陰器不用，傷於內則不起，傷於寒則陰縮入，傷於熱則縱挺不收。」腎藏精，肝藏血，肝腎同源，肝木依賴於腎精的滋養，腎精被傷，累及肝血不足，肝主筋，肝臟經絡繞陰器，故病筋痿、陽痿。三、感受寒熱且醉酒行房，病肺痹。《五臟生成》：「白，脈之至也，喘而浮，上虛下實，驚，有積氣在胸中，喘而虛，名曰肺痹，寒熱，得之醉而使內也。」房事不當，還可以傷脾、傷腎。《百病始生》：「醉以入房，汗出當風傷脾；用力過度，若入房汗出浴，則傷腎。」《邪氣臟腑病形》：「有所擊僕，若醉入房，汗出當風則傷脾。有所用力舉重，若入房過度，汗出浴水則傷腎。」

此外，《內經》還記載了房事不節所致的幾種特殊病症。

一、瘖俳。《脈解》：「內奪而厥，則為瘖俳，此腎虛也。」色慾過度，陰精耗傷，而出現瘖啞不能說話，四肢癱瘓之症。因為腎的經脈「循喉嚨，挾舌本」，故見瘖啞不言；腎主骨，故四肢不用。

二、血枯。《腹中論》：「帝曰：有病胸脅支滿者，妨於食，病至則先聞腥臊，出清液，先唾血，四支清，目眩，時時前後血，病名為何？何以得之？岐伯曰：病名血枯，此得之年少時，有所大脫血；若醉入房中，氣竭肝傷，故月事衰少不來也。」血枯是女子房事過度之病。不要以為只有男子才有色慾傷身之患。中醫說的「精」不僅是精液而是廣義的生命之本，所以女子也有傷精之病。

三、內風。《風論》：「入房汗出中風，則為內風。」

四、熱厥。《厥論》：「帝曰：熱厥何如而然也？岐伯曰：酒入於胃，則絡脈滿而經脈虛。脾主為胃行其津液者也。陰氣虛則陽氣入，陽氣入則胃不和，胃不和則精氣竭，精氣竭則不營其四支也。此人必數醉，若飽以入房，氣聚於脾中不得散，酒氣與穀氣相薄，熱盛於中，故熱遍於身，內熱而溺赤也。夫酒氣盛而慓悍，腎氣有衰，陽氣獨勝，故手足為之熱也。」這是醉酒行房常見的病症。一般人時常會有房事後短暫的輕微手足發熱現象。這是因為泄精使得陰精虛衰，陰虛則熱。當然這是輕微短暫的，不會對身體有太大影響。

五、房事過度所致最嚴重的是「煎厥」。《生氣通天論》：「陽氣者，煩勞則張，精絕，辟積於夏，使人煎厥。目盲不可以視，耳閉不可以聽，潰潰乎若壞都，汩汩乎不可止。」所謂「煎厥」就是陰精長期被煎熬而大虧，陰陽失調而致陽氣暴張，出現目不能視色，耳不能聞聲的嚴重症狀，重者就會死亡。另外，除了色慾過度會損傷腎精之外，嚴重而長期的恐懼也會傷精。《本神》：「恐懼而不解則傷精，精傷則骨痠痿厥，精時自下。是故五臟主藏精者也，不可傷，傷則失守而陰虛，陰虛則無氣，無氣則死矣。」當然，這與房事不節無關，附列於此，供大家參考。

西漢名醫淳于意，在他的診籍中共記錄了二十五個病案，有六例的病因是得之內或飲酒且內即房事過度。而且我們仔細研究發現，二十五個病例中，有八例是婦女，其中包括一名兒童。男子十七例，其中一例是外科齲齒病。實際在十六名男子中有六人的病因是房事過度，接近四成。可見，房事過度的嚴重危害性。當然，這個資料可能沒有權威性。因為淳于意治療的這些人多是貴族，而且是嚴重的死亡病例。但無論怎麼說，房事過度會對生命和健康造成嚴重危害，這是沒有疑問的。病例附於下：

齊侍御史成自言病頭痛，臣意診其脈，告曰：「君之病，惡，不可言也。」即出，獨告成弟昌曰：「此病疽也，內發於腸胃之間，後五日當癰腫，後八日嘔膿，死。」成之病得之飲酒且內，成即如期死。

齊章武裡曹山跗病，臣意診其脈，曰：「肺消癉也，加以寒熱。」即告其人曰：「死，不治。適其共養，此不當醫治。」法曰「後三日而當狂，妄起行，欲走；後五日死」。即如期死。山跗病得之盛怒而以接內。

齊中尉潘滿如病小腹痛，臣意診其脈，曰：「遺積瘕也。」臣意即謂齊太僕臣饒、內史臣繇曰：「中尉不復自止於內，則三十日死。」後二十餘日，溲血死。病得之酒且內。

齊王故為陽虛侯時，病甚，眾醫皆以為蹶。臣意診脈，以為痺，根在右脅下，大如覆杯，令人喘，逆氣不能食。臣意即以火齊粥且飲，六日氣下；即令更服丸藥，出入六日，病已。病得之內。

安陵阪裡公乘項處病，臣意診脈，曰：「牡疝。」牡疝在鬲下，上連肺。病得之內。

古代思想家除了道教、佛教主張禁慾外，儒家因其世俗性，故不主張禁慾而主張節慾。儒家主張「發乎情，止乎禮」，就是説性慾是自然的慾求，但是要以禮來節制。有人可能認為「禮」是人為制定的。其實，在古人看來，禮雖然是由人具體制定的，但其來源是天。所謂「夫禮，天之經也，地之義也」，在古人的眼中，夫妻的房事活動不是以性快感為目的，而是自然天道的慾求和體現，所以房事活動具有神聖性。古人認為天地通過陰陽的交合實現了使萬物生生不息的偉大品德，人類夫妻交合，生育子女，是自然天道的體現。所以人的房事活動應該取法天道，所以，古人才有依據四時和年齡等規定的性事要求。所謂「春一秋二夏三冬無」完全是天地陰陽之道的體現。當然，古人也不可能都做到，否則就不會有縱慾傷身的記載了；但是古代大多數人，特別是人生修養境界高的人，基本上能夠做到。古代帝王憑藉其獨尊的政治地位，置三宮六院，縱慾淫樂，很多人短命而亡；但也有一些帝王對性事持有正確觀念，懂得淫慾傷身殞命而節慾保身，得享高壽。如漢武帝七十多歲，梁武帝、宋高宗、乾隆帝八十多歲，梁武帝篤信佛教絕房事三十多年，另外，像明孝宗僅有一后無妃，道光帝也非好色之徒。這些帝王的作為顯然與古人的性觀念有關。

相反，對房事有正確觀念的人性慾會越來越少，甚至消失。實際上，修道達到一定境界，性慾就不用強忍而自然消失。正如嵇康所說：「非慾而強禁也。」《男女紳言》：「精氣內固，自不思慾，若慾念未除，是精尚不全，更當固之，《丹經》云：『精全者不思慾。』真名言也。」古人認為性慾由陰火引動，如果腎精充足，水能夠涵養火，火就不會妄動，慾念就會逐漸減弱，以至消失。這種情況下，生成的精液就會轉化為自己的營養又為自身吸收，這是今天的觀點。古人認為精化為氣。所以斷絕性慾的人精神特別飽滿。《男女紳言》劉雲誠云：「安世（劉雲誠的字）自絕慾來三十年，氣血意思只如當時，終日接士友劇談，雖夜不寐，翼朝精神如故。」劉雲誠四十七歲絕慾，說這話時已近八十了。所以人不思淫慾，則精液就化為精神，成為崇高事業的力量源泉。我們作為世俗之人，並不宣導佛道的絕慾，只需提倡儒家的節慾。

如果根據《天下至道談》和王冰的觀點，「七損八益」指的是房事養生，那麼「不知用此，則早衰也」就是不懂得房事養生是早衰的根源。下面論列的是具體的表現：「年四十，而陰氣自半也，起居衰矣；年五十，體重，耳目不聰明矣；年六十，陰痿，氣大衰，九竅不利，下虛上實，涕泣俱出矣。」所以總結說：「知之則強，不知則老，故同出而名異耳。智者察同，愚者察異。」提出了養生名言「智者察同，愚者察異」，意思是聰明人懂得在自己和別人一樣的時候即從青年時期就養生，而愚蠢者到了和別人不一樣的時候即由於不懂得養生而早衰才發現。所以就有不同的結果「愚者不足，智者有餘。有餘則耳目聰明，身體輕強，老者復壯，壯者益治」，所以提倡一種道家的精神養生方法：「聖人為無為之事，樂恬惔之能，從慾快志於虛無之守，故壽命無窮，與天地終。此聖人之治身也。」

天氣在西北方不足，所以西北方屬陰，而人與天氣相應，右邊的耳目也就不如左邊的聰明。地氣在東南方是不滿的，所以東南方屬陽，人左邊的手足也就不如右邊靈活。

黃帝問道：「這是什麼道理？」

岐伯回答說：「東方屬陽，陽氣的精華聚合在上部，聚合在上部，上部就旺盛了，而下部就必然虛弱了，所以會出現耳聰目明，而手足不便利的情況。西方屬陰，陰氣的精華聚合在下部，聚合在下部，下部就旺盛，上部就必然虛弱了，所以就會出現耳不聰目不明，而手足卻便利的情況。所以，同樣感受外邪，如果在上部，那麼身體右側嚴重，如果在下部，那麼身體左側嚴重，這是由於天地陰陽之氣的分佈不均衡，人的身體也是如此，身體陰陽之氣偏虛的地方，就是邪氣滯留的所在。」

天不足西北，故西北方陰也，而人右耳目不如左明也。地不滿東南，故東南方陽也，而人左手足不如右強也。

帝曰：「何以然？」

岐伯曰：「東方陽也，陽者其精並於上[一]**，並於上則上明而下虛，故使耳目聰明而手足不便也**[二]**。西方陰也，陰者其精並於下，並於下則下盛而上虛，故其耳目不聰明而手足便也。故俱感於邪，其在上則右甚，在下則左甚，此天地陰陽所不能全也，故邪居之。」**

[一] 並：聚合。

[二] 便：便利，靈巧，自如。

[點評]

本節論述了天地陰陽之氣在空間分佈上的不均衡，而導致人體陰陽上下分佈的不均衡，邪氣容易從陰陽之氣分佈不足之處侵入為害。

「所以天有精氣，地有形質。天有八節的氣序，地有五方的佈局。因此，天地能成為萬物生長的根本。清陽上升於天，濁陰下降歸於地。所以天地的運動和靜止，是由陰陽的神妙變化而決定的。因而能使萬物春生、夏長、秋收、冬藏，循環往復，永不休止。只有聖賢之人，對上與天氣相配合來養護頭；對下與地氣相順來養護足；居中，則依傍人事來養護五臟。天氣與肺相通，地氣與咽相通，風氣與肝相通，雷氣與心相通，穀氣與脾相通，雨氣與腎相通。六經好像大河，腸胃好像大海，九竅好像水流。如果以天地的陰陽比喻人身的陰陽，那麼，人的汗，就好像天地間的雨；人的氣，就好像天地間的疾風。人的暴怒之氣，就好像雷霆；人的逆氣，就好像久晴不雨。所以養生不取法於天地之理，就會發生疾病災害。」

「故天有精，地有形。天有八紀[一]，地有五裡[二]。故能爲萬物之父母。清陽上天，濁陰歸地。是故天地之動靜，神明爲之綱紀。故能以生長收藏，終而複始。惟賢人上配天以養頭，下象地以養足，中傍人事以養五臟[三]。天氣通於肺，地氣通於嗌[四]，風氣通于肝，雷氣通于心，谷氣通於脾[五]，雨氣通於腎。六經爲川[六]，腸胃爲海，九竅爲水注之氣。以天地爲之陰陽，人之汗，以天地之雨名之；人之氣，以天地之疾風名之。暴氣象雷[七]，逆氣象陽[八]。故治不法天之紀，不用地之理，則災害至矣。」

一　八紀：立春、立夏、立秋、立冬、春分、秋分、夏至、冬至八個大節氣。

二　五裡：指東、南、西、北、中央五方。

三　人事：日常飲食和情志。

四　嗌（ài）：喉下之食管處，即咽。

五　穀氣：兩山間通水之道路稱「穀」。人體肌肉與肌肉之間也稱「穀」。張志聰：「穀氣，山谷之通氣也。」

六　六經：即太陽、陽明、少陽、太陰、少陰、厥陰，為氣血運行的道路。張介賓：「三陰三陽也。同流氣血，故為人之川。」即是指十二經脈。

七　暴氣：忿怒暴躁之氣。

八　逆氣象陽：比喻氣之有升無降，有陽無陰。

〔點評〕

本節論述了天地精氣分佈運動，因此而形成了生長收藏的自然規律。養生治病應該取法於天地陰陽的自然之道，否則就會產生災害。本節對人體生理結構和功能與自然現象的類比是天人相應理念的具體體現。對於今人可能難以理解，我們先不要急於否定。先接受下來，驗之於生活實踐，慢慢就會理解。

「外界邪風到來，迅猛如急風暴雨，所以善於治病的醫生，能在病邪剛侵入皮毛時，就給以治療；醫術稍差的，在病邪侵入到肌膚時才治療；更差的，在病邪侵入到筋脈時才治療；再差的，在病邪侵入到六腑時才治療；最差的，在病邪侵入到五臟時才治療。病邪侵入到五臟，治癒的希望與死亡的可能各佔一半。如果感受了天的邪氣，就會傷害五臟；如果感受了飲食的或寒或熱，就會傷害六腑；如果感受了地的濕氣，就會傷害皮肉筋脈。」

「故邪風之至，疾如風雨，故善治者治皮毛，其次治肌膚，其次治筋脈，其次治六腑，其次治五臟。治五臟者，半死半生也。故天之邪氣，感則害人五臟；水穀之寒熱，感則害於六腑；地之濕氣，感則害皮肉筋脈。」

【點評】

本節論述了早期治療的重要意義，以及不同邪氣傷害人體不同部位的規律。

「所以善於運用針刺的人，有時要從陰引陽，有時要從陽引陰。取右邊穴以治左邊的病，取左邊穴以治右邊的病。用自己的正常狀態比較病人的異常狀態；從在表的症狀去瞭解在裡的病變，這是為了觀察病人的太過和不及的原因。發現病人的細微變化，就能夠診斷疾病，以此指導治療實踐就不會再有危險。」

「故善用針者，從陰引陽，從陽引陰[一]**。以右治左，以左治右。以我知彼**[二]**，以表知裡，以觀過與不及之理。見微得過，用之不殆。」**

[一]「從陰」兩句：取陰經之穴，以治陽經之病；取陽經之穴以治陰經之病。

[二]以我知彼：用正常人與病人比較，來推測病變情況。我，指正常人。彼，指病人。

【點評】

本節從陰陽、左右、彼我、表裡相對的角度論述了治療原則，體現了中醫學的系統整體的診療理念；特別提示醫家要「見微得過」即必須注意對微細徵兆的診察，才能及時發現隱匿的重大病患。

「善於治病的醫生，看病人的面色，按病人脈象，首先要辨別疾病屬陰還是屬陽。審察浮絡的五色清濁，從而知道何經發病；看病人喘息的情況，聽病人發出的聲音，從而知道病人的痛苦所在；看四時不同的脈象，從而知道疾病在哪一臟腑；切按尺膚和寸口，瞭解脈象浮沉滑澀，從而知道疾病所在部位。這樣，在治療上，就可以沒有過失；在診斷上就不會有什麼失誤了。

「善診者，察色按脈，先別陰陽。審清濁，而知部分；視喘息[一]，聽音聲，而知所苦；觀權衡規矩[二]，而知病所主；按尺寸[三]，觀浮沉滑澀，而知病所生。以治無過，以診則不失矣。

[一] 喘息：指呼吸的氣息和動態。

[二] 權衡規矩：指四時不同脈象，即春弦中規，夏洪中矩，秋毛中衡，冬沉中權。

[三] 尺：尺膚。寸：寸口。

〔點評〕

本節承上節繼續論述診病以陰陽為總綱，從清濁、喘息、音聲、權衡規矩及尺寸多方面診察，才能確保正確診斷疾病。

「所以說：病剛發生時，用針刺就可治癒；若邪氣盛時，必須等到邪氣稍退時再去治療。所以治病要根據病情來採取相應的措施：在它輕的時候，要加以宣洩；在它重的時候，要加以攻瀉；在病邪衰退正氣尚虛的時候，要以補益正氣為主。病人形體羸弱的，應用氣厚之品補之；精不足的，應用味厚之品補之。如病在膈上，可用吐法；病在下焦，可用通便之法；胸腹脹滿的，可用攻瀉之法；如感受風邪的，可用辛涼發汗法；如邪在皮毛的，可用辛溫發汗法；病情發越太過的，可用抑收法；病實證，可用散法和瀉法。觀察疾病屬陰屬陽，來決定應當用柔劑還是用剛劑。病在陽的，也可治其陰；病在陰的，也可治其陽。辨明氣分和血分，使它互不紊亂，血實的就用瀉血法，氣虛的就用升補法。」

「**故曰：病之始起也，可刺而已；其盛，可待衰而已。故因其輕而揚之**[一]**，因其重而減之**[二]**，因其衰而彰之**[三]**。形不足者，溫之以氣；精不足者，補之以味。其高者，因而越之**[四]**；其下者，引而竭之**[五]**；中滿者**[六]**，瀉之於內；其有邪者，漬形以為汗**[七]**；其在皮者，汗而發之；其慓悍者，按而收之**[八]**；其實者，散而瀉之。審其陰陽，以別柔剛**[九]**。陽病治陰，陰病治陽。定其血氣，各守其鄉，血實宜決之，氣虛宜掣引之。**」

[一] 輕：病邪輕淺，病在表。揚：用輕宣疏散方法驅邪外泄。

二 重：病邪重深，病在裡。減之：以攻瀉方法袪除病邪。

三 衰：正氣衰弱。彰之：給予補益之劑。

四 越之：使用湧吐方法。

五 引而竭之：使用通便方法。

六 中滿：胸腹脹滿。

七 漬形以為汗：即「清以為汗」，用辛涼解肌之法。

八 其慓悍者，按而收之：病情發越太過，可用抑收法。

九 柔剛：柔劑、剛劑。即藥性平和或峻猛的藥劑。

〔點評〕

本節論述了治療疾病應該依據發病的不同階段和病情採用不同的治法，體現了中國文化因人、因時、因地制宜的偉大思想，是中醫學取得良好療效的哲學根據。

【靈蘭秘典論[一]】

黃帝說：「我想知道十二臟器在體內的相互作用，有無主從的區別？」

岐伯回答：「問得真詳細啊！那我一一說給你聽。心就像君主，智慧是從心產生的。肺好像宰相，主一身之氣，治理調節人體內外上下的活動由它完成。肝好比將軍，謀慮是從它那來的。膽是清虛的臟器，具有決斷的能力。膻中像內臣，心的喜樂，都由它傳達。脾胃受納水穀，好像倉庫，五味轉化為營養，由它那產生。大腸主管輸送，食物的消化、吸收、排泄過程在那裡最後完成。小腸接受脾胃已消化的食物後，進一步分清別濁。腎是精力的源泉，能產生技巧。三焦主疏通水道，周身行水的道路由它管理。膀胱是水液聚會的地方，經過氣化作用，才能把尿排出體外。以上十二臟器的作用，不能失去協調。當然，君主是最主要的。心的功能正常，下邊才能相安。依據這個道理來養生，就能長壽，終身不致有嚴重的疾病；根據這個道理來治理天下，國家就會繁榮昌盛。反之，如果君主昏庸，功能失常，那麼十二官就出問題了，而各個臟器的活動一旦閉塞不通，失去聯繫，形體就會受到傷害。對於養生來說，這是最大的禍殃，這樣治國，國家就有敗亡的危險，要千萬警惕！

黃帝問曰：「願聞十二臟之相使[二]，貴賤何如[三]？」

岐伯對曰：「悉乎哉問也！請遂言之。心者，君主之官也[四]，神明出焉。肺者，相傅之官[五]，治節出焉。肝者，將軍之官[六]，謀慮出焉。膽者，中正之官[七]，決斷出焉。膻中者[八]，臣使之官[九]，喜樂出焉。脾胃者，倉廩之官[十]，五味出焉。大腸者，傳道之官[十一]，變化出焉[十二]。小腸者，受盛之官[十三]，化物出焉[十四]。腎者，作強之官[十五]，伎巧出焉[十六]。三焦者，決瀆之官[十七]，水道出焉。膀胱者，州都之官[十八]，津液藏焉，氣化則能出矣[十九]。凡此十二官者，不得相失也。故主明則下安，以此養生則壽，歿世不殆，以爲天下則大昌。主不明則十二官危，使道閉塞而不通[二十]，形乃大傷。以此養生則殃，以爲天下者，其宗大危，戒之戒之！

一　靈蘭：即靈台蘭室，傳說為黃帝藏書之所。秘典：即寶貴的典籍。本篇主要論述了臟腑的生理功能，這是醫學理論的基礎，古人極為珍視，以為秘典，藏之靈蘭。故以《靈蘭秘典論》名篇。本篇以古代中國社會政治體制中的官制類比人的臟腑功能，認為臟腑各有不同職能，其中以心為統帥，稱為君主之官；各臟腑之間協調配合，實現各自的生理機能，共同推動人體生命活動的完成。該篇特別強調作為君主之官的心對養生和生命活動的重要意義。《管子．心術上》云：「心之在體，君之位也。」《荀子．解蔽》云：「心者，形之君也，而神明之主也。」以心為君主是中國古代學術的共同觀念。

二　十二臟：指心、肝、脾、肺、腎、膻中、膽、胃、大腸、小腸、三焦、膀胱十二個臟器。相使：相互聯繫。

三　貴賤：主要與次要。

四　官：職守。

五　相傅：輔佐君主的宰相。相，為佐君者。傅，為教育太子及諸皇子者。

六　將軍：以將軍比喻肝的易動而剛強之性。

七 中正：即中精，膽為清淨之府，藏清汁。決斷：決定判斷的能力。

八 膻（dàn）中：心臟的週邊組織，也叫「心包」。

九 臣使：即內臣。因膻中貼近心，故為心的臣使。

十 倉廩（lǐn）之官：脾胃有受納水穀和運化精微之能，故稱「倉廩之官」。

十一 傳道：轉送運輸。道，同「導」。

十二 變化：飲食消化、吸收、排泄的過程。

十三 受盛：接受和容納。

十四 化物：分別清濁，消化食物。

十五 作強：作用強力，即指能力充實。

十六 伎巧：技巧。

十七 決瀆：通利水道。

十八 州都：水液聚集的地方。

十九 氣化：氣的運動而產生的生理變化。

二十 使道：十二官相互聯繫的通道。

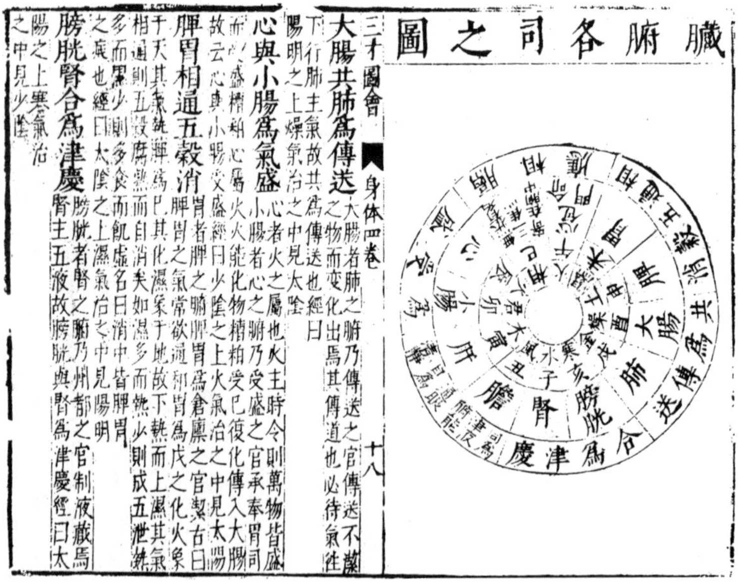

臟腑各司之圖

三才圖會 身体四卷 十八

大腸共肺為傳送 大腸者肺之腑乃傳送之官傳送不滯下行肺主氣故共為傳送也經曰陽明之上燥氣治之中見太陰

心與小腸為氣盛 心者火之屬也火主時令則萬物皆盛小腸者心之腑乃受盛之官承奉胃司而化盛精粕心屬火火能化物精粕受已復化傳入大腸故云心與小腸受盛經曰少陰之上火氣治之中見太陽

脾胃相通五穀消 胃者脾之腑脾胃為倉廩之官𦤰古曰脾胃之氣常欲通和胃為戊之化火象于天其氣熱脾為己其化濕象于地故下熱而上濕其氣相通則五穀腐熟而自消矣如濕多而熱少則成五泄熱多而濕少則多食而飢虛名曰消中皆脾胃之疵也經曰太陰之上濕氣治之中見陽明

膀胱腎合為津慶 膀胱者腎之腑乃州都之官制液藏焉腎主五液故膀胱與腎為津慶經曰太陽之上寒氣治之中見少陰

三才圖會、臟腑各司之圖

【點評】

本節以古代在君主統領下的行政系統的職能來類比十二臟腑的生理機能，強調臟腑之間的協調配合是完成生命活動的關鍵；特別是作為君主的心，對生命活動和養生具有決定性的作用。有人可能認為臟腑之間的協調配合，即「此十二官不得相失」，是一種自然的生理機能，與人的主觀意識沒有關係。就是說臟腑生理機能是不以人的意識為轉移的，比如消化系統對飲食物的消化、吸收、排泄，循環系統的血液循環對組織細胞的營養及血液的代謝等等都是自然發生的。誠然如此，但人的主觀狀態卻會對生理機能產生積極或消極的不同影響，進而導致健康和疾病兩種截然不同的結果。如果恣意妄為，暴飲暴食，縱慾無度，白天睡覺，夜晚活動，必然傷害身體，而致早衰甚至早亡。如果把我們的身體比作一架機器，那麼這架機器壽命的長短就取決於主人如何對待它。一個愛惜機器的人，機器就會用得長久，反之，很快就會毀壞。那麼我們如何對待自己的身體呢？根本的原則就是道家的無為之道。所謂無為之道，就是因順自然而不妄為。我們的身體在進化過程中形成了自然的運動節律，我們應該尊重和順從自然節律，而不應該為了滿足自己的私慾而恣意妄為。如天有日夜，人有寤寐，人就應該順應晝夜而寤寐。當今有很多人偏偏顛倒陰陽，日久必為大患。飲食上雖然已經飽了，為了貪圖美味非要再吃點不可。有人患了陽痿，實際上是自然告誡他應該節慾了，可為了貪圖享樂，非要用壯陽藥維持。凡此等等，都是道家反對的違逆天道的有為之行。所以養生的關鍵一條就是聽自然的話而不妄為。困了就睡覺，累了就休息，一切按自然之道而行，這樣就能「主明則下安，以此養生則壽，歿世不殆，以為天下則大昌」；反之，「主不明則十二官危，使道閉塞而不通，形乃大傷，以此養生則殃，以為天下者，其宗大危」。我們的君主——心，始終處於無為的狀態，不能為滿足私慾而悖逆天理。

「醫學的道理極其微妙，變化沒有窮盡，誰能瞭解它的本源呢？困難得很哪！形體日漸消瘦的人雖然看起來很驚疑，誰能明白其中的原因呢？縱然對自己的身體非常擔心，誰能知道如何才好？事物發展的一般規律都是從似有似無極其微小開始的，雖然極其微小，也是可以度量的，千倍萬倍地增加，事物就一步步地增大，擴大到一定程度它的形狀就明顯了。疾病的發生發展也是這個道理，由極其隱微逐漸發展而成。」

「至道在微，變化無窮，孰知其原[一]？窘乎哉[二]！消者瞿瞿[三]，孰知其要？閔閔之當[四]，孰者爲良？恍惚之數[五]，生於毫氂[六]，毫氂之數，起於度量，千之萬之，可以益大，推之大之，其形乃制。」

一 原：本源。

二 窘（jiǒng）：困難。

三 瞿瞿（jù）：驚疑貌。

四 閔閔：憂愁貌。

五 恍惚：似有似無。

六 毫氂（lí）：形容極微小。氂，同「厘」。

【點評】

本節告誡我們養生之道在於從細微處開始，在於恒久的堅持。無論是疾病的形成還是健康體魄的獲得，都不是一朝一夕的事情，而是天長日久、日漸積累的結果。所以對於養生必須有深刻的思想認識和持久堅持的心理準備，才能獲得企盼的結果。正如嵇康在《養生論》中所說的有人努力了半年一年，沒有效驗就放棄了；有人

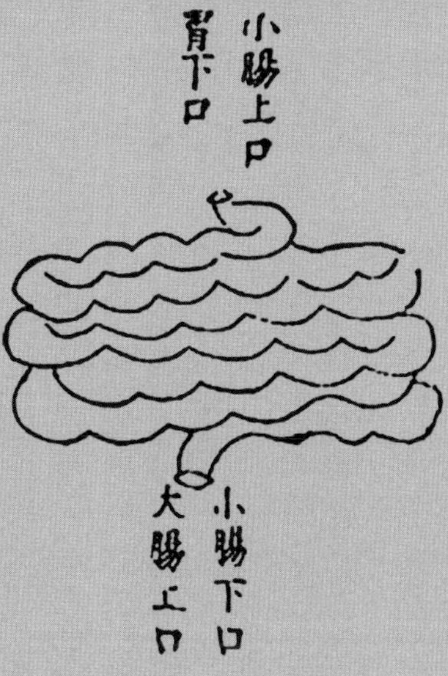

大小腸之圖

補益得少，消耗得多，卻希望得到明顯的報償；有人強忍情慾，放棄榮願，而嗜好慾望又常常在耳目之前誘惑自己，所希望的養生效驗在幾十年之後，又擔心兩者都得不到，心中猶豫，鬥爭激烈，物誘於外，最後還是失敗了。所以對於養生的追求要堅定不移，不為外物所動，這就是「不惑」的境界。

「五臟生成」

心臟的外合是血脈，它的外榮表現於面部的色澤，制約心臟的是腎。肺臟的外合是皮，它的外榮表現於毛，制約肺臟的是心。肝臟的外合是筋，它的外榮表現於爪甲，制約肝臟的是肺。脾臟的外合是肉，它的外榮表現於唇，制約脾臟的是肝。腎臟的外合是骨，它的外榮表現於髮，制約腎臟的是脾。

心之合脈也[二]，其榮色也[三]，其主腎也[四]。肺之合皮也，其榮毛也，其主心也。肝之合筋也，其榮爪也，其主肺也。脾之合肉也，其榮唇也，其主肝也。腎之合骨也，其榮髮也，其主脾也。

一 本篇主要從五臟與五體、五味、五色、五脈的關係上，闡述了診色脈以察五臟的問題，以及色脈診在臨床上的具體應用。因為外在的色脈是由內在五臟的氣血生成的，故名為《五臟生成篇》。王冰說：「此篇直記五臟生成之事，而無問答之辭，故不云論，後皆仿此。」

二 合：配合，外合。心、肝、脾、肺、腎在內，脈、筋、肉、皮、骨在外，外內表裡相合，所以叫「心合脈」、「肺合皮」等。

三 榮：榮華。五臟精華在體表的反映。

四 主：制約。

[點評]

本節論述了五臟外在的五合、五榮，提示人們通過觀察五合、五榮的變化判斷五臟的狀態，為調整養生方法提供根據。

所以多吃鹹的東西，會使血脈疑滯，而面色失去光澤；多吃苦的東西，會使皮膚乾燥而毫毛脫落；多吃辣的東西，會使筋脈拘攣而爪甲枯槁；多吃酸的東西，會使肉堅厚而唇縮；多吃甜的東西，會使骨骼疼痛而頭髮脫落。這些是飲食五味的偏嗜造成的傷害。所以心喜苦味，肺喜辛味，肝喜酸味，脾喜甘味，腎喜鹹味。這就是五味和五臟的對應關係。

是故多食鹹，則脈凝泣而變色[一]；多食苦，則皮槁而毛拔[二]；多食辛，則筋急而爪枯[三]；多食酸，則肉胝而唇揭[四]；多食甘，則骨痛而髮落。此五味之所傷也。故心欲苦，肺欲辛，肝欲酸，脾欲甘，腎欲鹹。此五味之所合也。

一 凝泣（sè）：凝結而不暢通。泣，通「澀」。

二 毛拔：毛髮脫落。

三 筋急：筋拘攣。

四 肉胝（zhī）（zhòu）而唇揭：肉厚而唇縮。胝，手足老繭。，同「皺」。

【點評】

本節論述了五味過嗜所致的五合（五體）的病理變化，提示人們養生應該遵循五味中和的原則，不可過嗜五味。有些人可能認為《內經》說得過於誇張，哪有那麼嚴重？可俗語說「冰凍三尺，非一日之寒」，中醫學強調任何疾病都是從微小的變化開始的，由微而著，積微成損。大家當記住「積」、「微」二字，見微知著，防微杜漸，從點滴做起，就會獲得良好的養生效果。

五臟外榮於面上的氣色，表現出青黑，顏色像死草一樣，是死徵；表現出黃色，像枳實一樣，是死徵；表現出黑色，像黑煤一樣，是死徵；表現出赤色，像敗血凝結一樣，是死徵；表現出白色，像枯骨一樣，是死徵。這是從五種色澤來判斷死徵的情況。

五臟之氣，故色見青如草茲者死[一]，黃如枳實者死[二]，黑如炲者死[三]，赤如衃血者死[四]，白如枯骨者死。此五色之見死也。

[一] 草茲：死草色，為青中帶有枯黑之色。

[二] 枳（zhǐ）實：中藥名，色青黃。

[三] 炲（tái）：黑黃，晦暗無光。

[四] 衃（pēi）血：凝血，色黑赤。

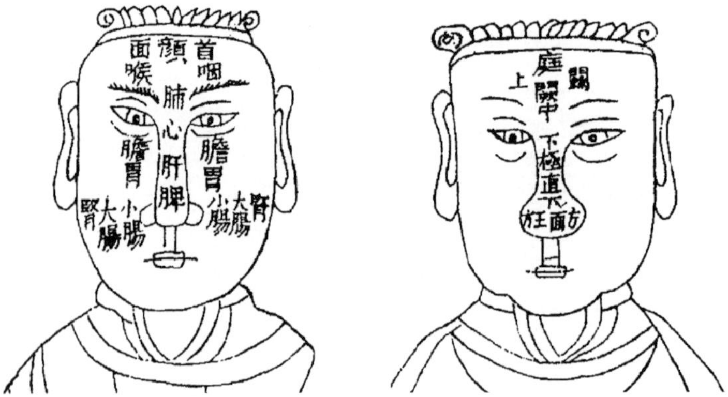

五臟六腑見於面部之圖

臉上的氣色，如果青得像翠鳥的羽毛，是生色；紅得像雞冠，是生色；黃得像蟹腹，是生色；白得像豬油，是生色；黑得像烏鴉的羽毛，是生色。這是體現還有生氣的五種色澤。凡是心臟有生氣的色澤，就像白絹裹著硃砂一樣；肺臟有生氣的色澤，就像白絹裹著紅色的東西一樣；肝臟有生氣的色澤，就像白絹裹著紺色的東西一樣；脾臟有生氣的色澤，就像白絹裹著栝樓實一樣；腎臟有生氣的色澤，就像白絹裹著紫色的東西一樣。這些是五臟有生氣的表現。

青如翠羽者生[一]，赤如雞冠者生，黃如蟹腹者生，白如豕膏者生[二]，黑如烏羽者生[三]。此五色之見生也。生於心，如以縞裹朱[四]；生於肺，如以縞裹紅；生於肝，如以縞裹紺[五]；生於脾，如以縞裹栝樓實[六]；生於腎，如以縞裹紫。此五臟所生之外榮也。

[一] 翠：指翡翠，鳥名，羽毛青色。

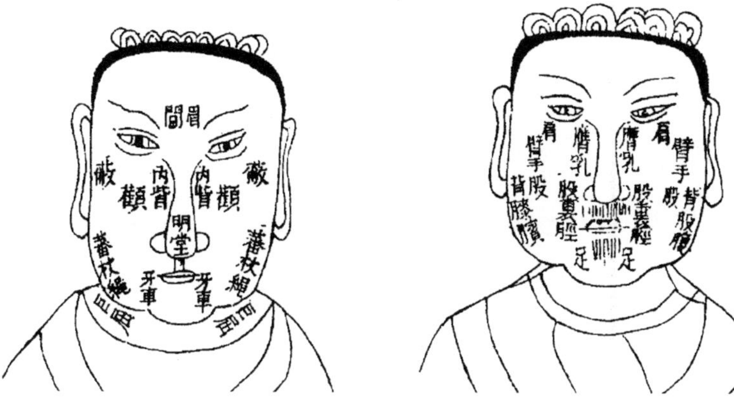

臟部肢節見於面部之圖

二　豕膏：豬的脂肪，色白而光潤。

三　烏羽：烏鴉的羽毛，色黑而光澤。

四　縞（gǎo）：白絹。

五　紺（gàn）：青中含赤色。

六　栝（guā）樓實：藥名。為葫蘆科植物栝蔞的果實，熟時橙黃色。

【點評】

本節論述了五臟外顯於面的死色和生色。總的來看，死色以晦暗無光為特徵，生色以滋潤光澤為特徵。

五色、五味與五臟是相合的。白色合於肺臟和辛味，赤色合於心臟和苦味，青色合於肝臟和酸味，黃色合於脾臟和甜味，黑色合於腎臟和鹹味。另外，白色合於皮，赤色合於脈，青色合於筋，黃色合於肉，黑色合於骨。

色味當五臟[一]。白當肺、辛，赤當心、苦，青當肝、酸，黃當脾、甘，黑當腎、鹹。故白當皮，赤當脈，青當筋，黃當肉，黑當骨。

[一] 色味當五臟：色味與五臟相合。當，合。

〔點評〕

本節論述了五色、五味與五臟的相合關係。

人身的經脈，都上注於目；所有的精髓，都上注於腦；所有的筋，都注於骨節；所有的血液，都注於心；所有的氣，都注於肺。氣血經脈向四肢八谿灌注就像潮水周而復始。

諸脈者皆屬於目[一]，諸髓者皆屬於腦，諸筋者皆屬於節，諸血者皆屬於心，諸氣者皆屬於肺。此四支八谿之朝夕也[二]。

[一]屬：注。
[二]八谿（xī）：指上肢的肘腕，下肢的膝踝，左右共八處，故稱「八谿」。朝夕：通「潮汐」。

人在躺臥的時候，血就歸於肝臟，血是營養四肢百骸的。所以目得了血就能看東西，足得了血就能行走，手掌得了血就能握物，手指得了血就能拿物。剛睡起走到屋外，被風吹著，如果血凝結在膚表，就要發生痹證；如果凝澀在經脈裡，就會血行遲滯；如果凝澀在足部上，就會發生下肢厥冷。這三種疾患，都是由於血液不能流回到孔竅，所以，發生痹厥等病。在人身上，有大穀十二處，小谿三百五十四處，那十二關還不在其內。這些都是衛氣所留止的地方，也是邪氣容易留止的處所，如果受了邪氣的侵襲，就趕緊用針刺或砭石去除。

故人臥血歸於肝。目受血而能視，足受血而能步，掌受血而能握，指受血而能攝。臥出而風吹之，血凝於膚者為痹，凝於脈者為泣，凝於足者為厥。此三者，血行而不得反其空[一]，故為痹厥也。人有大穀十二分[二]，小谿三百五十四名[三]，少十二俞[四]。此皆衛氣之所留止，邪氣之所客也[五]，針石緣而去之[六]。

一 空（kǒng）：孔竅。

二 大穀十二分：大穀，指人體的大關節。在手有肩、肘、腕，在足有髁、膝、髖各三節共計十二處，即「十二分」。

三 小谿：肉之小會，也就是人體腧穴。

四 少十二俞：即少十二關。

五 客：留止。

六 緣：因，用。

〔點評〕

這兩節論述了脈、髓、筋、血、氣與目、腦、節、心、肺的生理聯繫以及受血而有目視、足步、掌握、指攝的生理功能，提示人們在養生中注意對這些器官和機能的保護。

在開始診病時，應當把五決作為綱紀。要想知道某病從哪臟發生，先要考察那一臟脈的胃氣怎樣。所說的五決，就是五臟之脈。

診病之始，五決爲紀[一]。欲知其始，先建其母[二]。所謂五決者，五脈也。

[一] 五決為紀：以五臟之脈為綱紀。

[二] 母：指胃氣。因胃為水穀之海，是人的生命賴以存在的根本。

脈象的小大滑澀浮沉，可以用手指分別出來；五臟的氣象，可以從比類中去推求；察聽從五臟反應出的音聲，可以意會而分析；五色雖然精微，可以用眼來觀察。在診斷中如果能夠參合色、脈，就萬無一失。

故夫脈之小大滑澀浮沉，可以指別；五臟之象，可以類推[一]；五臟相音[二]，可以意識；五色微診[三]，可以目察。能合脈色，可以萬全。

[一] 「五臟」兩句：五臟藏於內，五臟的徵象可用取類比象的方法來推測。

二　相音：察聽病人音聲之清濁長短疾徐。相，察。

三　微診：是說色診極精微。

【點評】

這兩節論述了診病以五臟之脈為綱領，兼及五色、五音，做到「能合脈色」，診療就「可以萬全」。雖然論述的是醫家的診療問題，一般人如果對此有所瞭解，對指導自己的養生實踐也是有益的。

「移精變氣論」[一]

黃帝問：「我聽說古時治病，只是轉變病人的思想精神，用『祝由』的方法就可以治癒。現在治病，用藥物從內治，用針石從外治，結果還是有好有不好的，這是什麼道理呢？」

岐伯答：「古時候，人們穴居野外，周圍都是禽獸，靠活動來驅寒，住在陰涼地方來避暑。在內心沒有愛慕的累贅，在外沒有奔走求取官宦的形役。這是恬惔的時代，外邪不易侵犯人體。因此既不需要『毒藥治其內』，也不需要『針石治其外』，所以只是改變精神狀態，斷絕病根就夠了。現在就不同了。人們心裡經常為憂慮所苦，形體經常被勞累所傷，再加上違背四時的氣候和寒熱的變化，這樣，賊風虛邪早晚不斷侵襲，就會內犯五臟骨髓，外傷孔竅肌膚，所以小病會發展成為重病，而大病就會病危或死亡，因此，僅依靠祝由是不能把病治好的。」

黃帝問曰：「余聞古之治病，惟其移精變氣[二]，可祝由而已[三]。今世治病，毒藥治其內，針石治其外，或愈或不愈，何也？」

岐伯對曰：「往古人居禽獸之間，動作以避寒，陰居以避暑。內無眷慕之累，外無伸宦之形[四]。此恬惔之世，邪不能深入也。故毒藥不能治其內，針石不能治其外，故可移精變氣，祝由而已。當今之世不然。憂患緣其內，苦形傷其外，又失四時之從，逆寒暑之宜，賊風數至，虛邪朝夕，

內至五藏骨髓，外傷空竅肌膚，所以小病必甚，大病必死，故祝由不能已也。」

一 移精變氣：即運用某種療法，轉變病人的精神，改變其氣血紊亂的病理狀態，從而達到治療疾病的目的。由於篇首從「古之治病，惟其移精變氣，可祝由而已」談起，所以篇名《移精變氣論》。

二 惟其移精變氣：通過思想意識調控來改善精氣的活動狀態。

三 祝由：古代「毒藥未興，針石未起」時，求神祛疾的一種方法，用來改變人的精神狀態，類似今日的精神療法。

四 伸宦：求取做官為宦。

【點評】

本節告訴人們，健康的身體不能依賴針石藥物等醫學手段，而在於保持一種「內無眷慕之累，外無伸宦之形」的恬惔虛無的積極心態，並輔以「動作以避寒，陰居以避暑」的形體運動，才能保證「邪不能深入」的健康狀態——這就是所謂的「正氣存內，邪不可干」，「邪之所湊，其氣必虛」的道理。健康的維護不能只依靠醫藥等外援，更要依靠主體自己積極的養生實踐。這是中醫學的一個基本觀點。

當今時代，很多人不懂得珍愛自己的生命，保養自己的身體，利慾薰心，逐物而不返。一旦身染疾患，則乞靈於醫藥。若不懂得健康的身體在於日常的養生，不懂得只有自己才是自己最好的醫生，不懂得道教講的「我命在我，不在天」的道理，這是比身體疾患更嚴重的病患。正如兩千多年前張仲景在《傷寒雜病論》序中說：「怪當今居世之士，曾不留神醫藥，精究方術。上以療君親之疾，下以救貧賤之厄，中以保身長全，以養其生。但競逐榮勢，企踵權豪，孜孜汲汲，唯名利是務。崇飾其末，忽棄其本，華其外而悴其內。皮之不存，毛將安附焉？……哀乎！趨世之士，馳競浮華，不固根本，忘軀殉物，危若冰谷，至於是也！」

黃帝說：「很好！我希望遇到病人，能夠觀察疾病的輕重，決斷疾病的疑似，掌握其要領時，心中就像有日月一樣光明，可以說說這一方面情況嗎？」

岐伯回答：「對色和脈的診察，是上帝所重視，先師所傳授的。上古時候，有位名醫叫僦貸季，他研究色和脈的道理，通達神明，能聯繫金木水火土，四時八風六合，不脫離色脈診法的正常規律，並能從相互變化當中，觀察它的奧妙，瞭解它的要領。所以要想瞭解診病的要領，那就是察色與脈。氣色就像太陽一樣有陰有晴，而脈息像月亮一樣有盈有虧，經常注意氣色明晦，脈息虛實的差異，這就是診法的要領。總之，氣色的變化跟四時的脈息是相應的。這一道理，上古帝王極重視，因為它合於神明。掌握了這樣的診法，就可以避免死亡而安全地延長生命，人們因此稱頌為聖王。中古時候的醫生治病，疾病發生了才加以治療。先用湯液十天，祛除風痹病邪，如果十天病還沒好，再用草藥治療。另外，醫生和病人也要相互配合，這樣，病邪才會被驅除。後世醫生治病就不這樣了。治病不根據四時的變化，不瞭解色、脈的重要，不辨別色、脈的順逆，等到疾病已經形成了，才想起用湯液治內，微針治外，還大肆吹噓，自以為能夠治癒，結果，原來的疾病沒好，又添上了新病。」

帝曰：「善。余欲臨病人，觀死生，決嫌疑[一]，欲知其要，如日月光，可得聞乎？」

岐伯曰：「色脈者，上帝之所貴也，先師之所傳也。上古使僦貸季理色脈而通神明[二]，合之金木水火土，四時、八風、六合[三]，不離其常，變化相移，以觀其妙，以知其要。欲知其要，則色脈是矣。色以應日，脈以應月，常求其要，則其要也。夫色之變化，以應四時之脈。此上帝之所貴，以合於神明也。所以遠死而近生，生道以長，命曰聖王。中古之治病，至而治之。湯液十日，以去八風五痹之病，十日不已，治以草蘇草荄之枝[四]。本末爲助[五]，標本已得[六]，邪氣乃服。暮世之治病也則不然。治不本四時，不知日月[七]，不審逆從，病形已成，乃欲微針治其外，湯液治其內，粗工兇兇[八]，以爲可攻，故病未已，新病復起。」

一 嫌疑：疑似。

二 僦（jiù）貸季：古時名醫，相傳是岐伯的祖師。

三 六合：指東、南、西、北、上、下六個方位。

四 草蘇草荄（gāi）之枝：即草葉和草根。蘇，葉。荄，根。枝，莖。

五 本末為助：在醫療活動中本人與醫生的配合是治療的關鍵。本，指病人。末，指醫生。

六 標：即末，指醫生。

七 不知日月：不瞭解色脈的重要。日月，指色脈。

八 粗工兇兇（xiōng）：技術不高明的醫生，大吹大擂。兇兇，即「凶凶」、「匈匈」，通假。

【點評】

本節論述了治病的三種不同境界。上工治病能夠「理色脈而通神明」，通過色脈的微細變化，就能發現身體微小的疾患而及時袪除，所以能夠「遠死而近生，生道以長」，故稱為「聖王」。《內經》宣導上工治未病，即養生之道；中工至而治之，雖然能夠治癒，已經不如上工，但究屬可嘉，可以肯定；下工非但不能治病，反而增添新病，禍害病人，必須否定。

黃帝說：「我想聽到有關治療的要點。」

岐伯說：「治病最重要的，在於不誤用色診脈診。使用色脈診法，沒有疑慮，是診治的最大原則。如果把病情的順逆搞顛倒了，處理疾病時又不能取得病人的配合，這樣，就會使病人的神氣消亡，身體受到損害。所以醫生一定要去掉舊習的簡陋知識，鑽研嶄新的色脈學問，努力進取，就可以達到上古真人的水準。」

黃帝說：「我從您那兒聽說了治療的根本法則。您這番話的要領是，治療不能丟棄氣色和脈象的診察，這我已經知道了。」

岐伯說：「診治的極要關鍵，還有一個。」

黃帝問：「是什麼？」

岐伯說：「這個關鍵就是問診。」

黃帝說：「怎麼去做呢？」

岐伯說：「關好門窗，向病人詳細地詢問病情，使他願意如實地主訴病情。經過問診並參考色脈以後，即可作出判斷：如果病人面色光華，脈息和平，這叫『得神』，預後良好，如果病人面色無華，脈不應時，這叫『失神』，預後不佳。」

黃帝說：「說得好。」

帝曰：「願聞要道。」

岐伯曰：「治之要極，無失色脈。用之不惑，治之大則。逆從倒行，標本不得，亡神失身。去故就新，乃得真人。」

帝曰：「余聞其要於夫子矣。夫子言不離色脈，此餘之所知也。」

岐伯曰：「治之極於一。」

帝曰：「何謂一？」

岐伯曰：「一者因問而得之。」

帝曰：「奈何？」

岐伯曰：「閉戶塞牖[一]，系之病者，數問其情，以從其意。得神者昌，失神者亡。」

帝曰：「善。」

[一] 閉戶：關門。塞牖（yǒu）：關窗。

[點評]

本節論述了治療疾病必須全面診察，抓住色脈，反覆詢問病情，醫患配合，保養神氣是治療的核心。

【湯液醪醴論】

黃帝問道：「怎樣用五穀來製作湯液和醪醴呢？」

岐伯答說：「用稻米來醞釀，用稻稈做燃料。因為稻米之氣完備，而稻稈則很堅硬。」

黃帝說：「這是什麼道理？」

岐伯說：「稻穀得天地和氣，生長在高低適宜的地方，所以得氣最完備，又在適當的季節收割，所以稻稈最堅實。」

黃帝問曰：「爲五穀湯液及醪醴奈何[二]？」

岐伯對曰：「必以稻米，炊之稻薪。稻米者完，稻薪者堅。」

帝曰：「何以然？」

岐伯曰：「此得天地之和，高下之宜，故能至完，伐取得時，故能至堅也。」

[一] 湯液醪醴（láo lǐ）：都是由五穀製成的酒類，其中清稀淡薄的叫做湯液，稠濁味厚的叫做醪醴。本篇首先論述湯液醪醴的製法和治療作用；其次指出嚴重病情和情志內傷治病，非藥石所能見功；最後介紹水氣病的病情和治療。由於開首是從湯液醪醴談起，所以篇名《湯液醪醴論》。本篇對道德的重視、對神在生命活動中的重要意義的重視，與《移精變氣論》相同。二篇宜合參細玩。

[二] 湯液：煮米取汁。醪醴：酒類。醪，濁酒。醴，甜酒。

〔點評〕

本節論述了湯液及醪醴的製備方法。製備的材料是穀氣至完的稻米，製備的燃料是質地至堅的稻薪，因此二物得天地之和氣，高下之相宜而至完至堅。可見，古人在製作上是十分講究的。其總的原則是無論材料還是製作過程都要求符合天地之和氣、陰陽之相宜，體現了古代哲學陰陽中和的最高價值理念。

黃帝說：「上古時代的醫生，製成了湯液醪醴，只是供給祭祀賓客之用，而不用它煎藥，這是什麼道理？」

岐伯說：「上古醫生製作湯液醪醴，是以備萬一，所以製成後並不急於使用。到了中古時代，社會上講究養生的人少了，外邪乘虛經常侵害人體，但只要吃些湯液醪醴，病也就會好的。」

黃帝說：「現在人有了病，雖然也吃些湯液醪醴，但病不一定都好，這是什麼道理呢？」

岐伯說：「現在有病，必定要內服藥物，外用鑱石針艾，然後病才能治好。」

黃帝說：「病人形體衰敗，氣血竭盡，治療不見功效，這是什麼原因？」

岐伯說：「這是因為病人的精神已經不能發揮應有作用。」

黃帝說：「什麼叫做精神不能發揮應有作用？」

岐伯說：「針石治病，只是引導血氣而已，主要還在於病人的精神志意。如果病人的神氣已經衰微，病人的志意已經散亂，那病是不會好的。而現在病人正是到了精神敗壞、神氣渙散，榮衛不能恢復的地步了。為什麼病會發展得這樣重呢？主要是由於情慾太過，又讓憂患縈心，不能停止，以致精氣衰敗，榮血枯澀，衛氣消失，所以神氣就離開人體，疾病自然也就不能痊癒。」

帝曰：「上古聖人作湯液醪醴，爲而不用[一]，何也？」

岐伯曰：「自古聖人之作湯液醪醴者，以爲備耳，夫上古作湯液，故爲而弗服也。中古之世，道德稍衰[二]，邪氣時至，服之萬全。」

帝曰：「今之世不必已，何也？」

岐伯曰：「當今之世，必齊毒藥攻其中[三]，鑱石針艾治其外也[四]。」

帝曰：「形弊血盡而功不立者何？」

岐伯曰：「神不使也。」

帝曰：「何謂神不使？」

岐伯曰：「針石，道也[五]。精神不進，志意不治，故病不可愈。今精壞神去，榮衛不可復收。何

者？嗜欲無窮，而憂患不止，精氣弛壞，榮泣衛除[六]，故神去之而病不愈也。」

[一] 為而不用：製備後用來祭祀和宴請賓客而不用以煎藥。
[二] 道德稍衰：講究養生之道，追求合乎道德的生活方式的人逐漸減少了。
[三] 必齊（zī）：必用。齊，通「資」，用。
[四] 鑱（chán）石：即砭石。
[五] 道：引導氣血。
[六] 榮泣：榮血枯澀。泣，通「澀」。衛除：衛氣消失。

【點評】

本節論述了上古之人道德完備，邪氣不能侵，所以製作湯液只是以備萬一；而中古之人道德漸衰，邪氣侵襲，服湯液可免病患；而到了當今之人道德大壞，精壞神去，病不可為也。

《移精變氣論》一樣，認為身體健康取決於自身正氣的強弱；而正氣的強弱又決定於道德水準。

首先，古人講的道德，特別是道家的道德和我們今天理解的道德有較大差別。我們今天一般看一個人是否道德，總是看他做的事情對社會和他人產生什麼後果。如果是積極的結果，我們就認為這個人是道德的，反之，則認為是不道德的。這是對道德狹義的理解。古人特別是道家對道德的理解則是廣義的。我們看老子《道德經》並不是在教訓人們如何做道德，如何做不道德，而是反覆地講天如何，地如何，人如何。道為天道，德為人德，人德得之於天道。道為總說，德為分說。老子說：「道生之，德畜之，……萬物莫不尊道而貴德。道之尊，德之貴，夫莫之命而常自然。」德為人或萬物得之於道的內在品性，所以古人理解的道德主要是指向自我，而非指向他人，道德主要是對自我的要求。現在無論做了什麼事，只要不影響他人和社會，就認為與道德無關，就不做道德評價；而古人則不是這樣，只要我們做的事情悖逆了自然法則，就認為是不道德的。所以本節所謂的「道德稍衰」是說中古之人不能遵循自然天道而生活，背離了養生之道，所以「邪氣時至」。

那麼《內經》聖人的內心世界是什麼樣的呢？據《上古天真論》、《陰陽應象大論》、《移精變氣論》等有如下表述：「恬惔虛無」，「志閑而少慾，心安而不懼」，「嗜慾不能勞其目，淫邪不能惑其心」，「適嗜慾於世俗之間，無恚嗔之心」，「內無思想之患。以恬愉為務，以自得為功」，「志意治」，「為無為之事，樂恬惔之能，從慾快志於虛無之守」，「內無眷慕之累，外無伸宦之形」。總結一下：內心安寧，志意閒淑，嗜慾適度，不為物累，以虛無之道為追求的最終目的。總之，不為物役，自得為功。

黃帝說：「病在初起的時候，是極其輕淺而隱蔽的，病邪只是潛留在皮膚裡。別等到病情嚴重時才去看醫生，結果針石不能奏效，湯藥也不管用。現在的醫生都能掌握醫道的法度，遵守醫道的具體技術，與病人的關係像父母兄弟一樣近，每天都能聽到病人聲音的變化，每天都能看到病人五色的改變，可是病卻沒有治好，是不是沒有提早治療的緣故呢？」

岐伯說：「病人是本，醫生是標，二者必須相得；病人和醫生不能相互配合，病邪就不能驅除。說的就是這種情況啊！」

帝曰：「夫病之始生也，極微極精[一]，必先入結於皮膚。今良工皆稱曰，病成名曰逆[二]，則針石不能治，良藥不能及也。今良工皆得其法，守其數[三]，親戚兄弟遠近[四]，音聲日聞於耳，五色日見於目，而病不愈者，亦何暇不早乎？」

岐伯曰：「病爲本，工爲標；標本不得，邪氣不服。此之謂也。」

一 極微極精：疾病初起時是很輕淺隱蔽的。

二 病成：病情嚴重。

三 數：指技術。

四 遠近：即親疏。

〔點評〕

這裡再次告誡我們，病人自己是最關鍵的，醫生永遠是次要的輔助者，疾病能否治癒取決於病人自己。反覆申明疾病總是從「極微極精」開始的，不要等到大病已成才去治療，一定要治未病，以防患未然，才是根本的方法，不要指望良藥良工。大家都耳熟能詳的扁鵲望齊侯之色的故事，我們應該從中汲取深刻的教訓，不要像齊桓侯那樣愚蠢地譏諷扁鵲，「醫之好利也，欲以不疾者為功」──那樣愚蠢至極，悔之晚矣！望讀者諸君切切謹記！

經脈別論[一]

食物入胃，經過消化把一部分精微輸散到肝臟，經過肝的疏泄，將浸淫滿溢的精氣滋養於筋。食物入胃，化生的另一部分濃厚的精氣，注入於心，再由心輸入血脈。血氣流行在經脈之中，上達於肺，肺又將血氣送到全身百脈，直至皮毛。脈與精氣相合，運行精氣到六腑。六腑的精氣化生神明，輸入留於四臟。這些正常的生理活動，取決於陰陽氣血平衡，其平衡的變化，就能從氣口的脈象上表現出來，氣口脈象變化，可以判斷疾病的預後。

食氣入胃，散精於肝，淫氣於筋[二]。食氣入胃，濁氣歸心[三]，淫精於脈。脈氣流經，經氣歸於肺，肺朝百脈[四]，輸精於皮毛。脈合精，行氣於腑。腑精神明，留於四臟[五]。氣歸於權衡[六]，權衡以平，氣口成寸，以決死生。

[一] 本篇主要討論六經病脈象、症狀、治法及飲食物的生化過程。因與常論不同，所以叫「別論」。本篇主要內容包括：首先，説明環境、情緒的變化和生活的勞逸都對脈象有影響。提示醫生，必須結合觀察患者身體的強弱、骨肉皮膚的形態等，才能做出正確的診斷。其次，詳細地闡述了飲食物的消化、吸收、輸布等過程。最後，敍述了六經偏盛所發生的症狀和治法，同時闡述了氣逆所出現的脈象。本書僅選注評析論食物、水飲代謝疏布的內容。

二 淫氣：滋潤，浸潤。

三 濁氣：穀氣。人體營養，一為源於天的空氣，古人稱為「清氣」；一為源於地的五穀之氣，古人稱為「濁氣」。

四 肺朝百脈：百脈會合於肺。朝，會。

五 四臟：指心、肝、脾、腎四臟。

六 權衡：指陰陽氣血平衡。

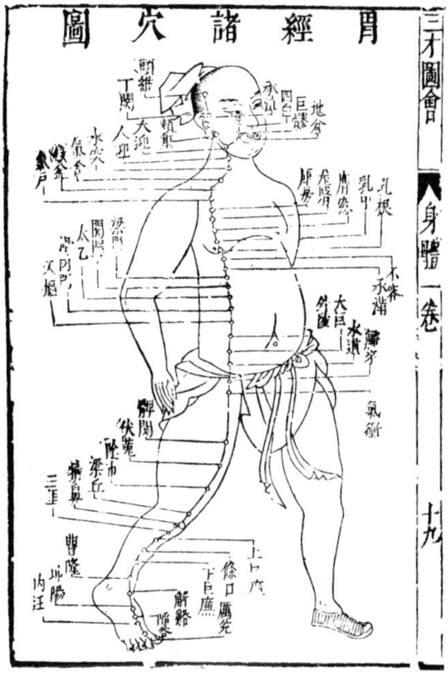

三才圖會· 胃經諸穴圖

〔點評〕

本節詳細地論述了食物之氣在體內的疏布代謝過程，並指出陰陽氣血的平衡是維持生命活動的關鍵，內在的氣血運動狀態可以從脈象上反映出來，可據此判斷疾病的預後。

水進入胃裡，分離出精氣，上行輸送到脾臟；脾臟散佈精華，又向上輸送到肺；肺氣通調水道，又下行輸入膀胱。這樣，氣化水行，散佈於周身皮毛，流行在五臟經脈裡，符合於四時五臟陰陽動靜的變化，這是可以測度的經脈的正常現象。

飲入於胃，遊溢精氣[一]，上輸於脾；脾氣散精，上歸於肺，通調水道，下輸膀胱。水精四布，五經並行，合於四時五臟陰陽，揆度以為常也[二]。

[一] 遊溢：敷布分散。

[二] 揆度：測度。

【點評】

本節論述了水飲的疏布代謝規律，指出水飲的代謝是與四時五臟陰陽相符合的，並且能夠從脈象中反映出來。

【臟氣法時論】

肝臟主青色，肝病宜食甜味，粳米、牛肉、大棗、葵菜都是甜味。心臟主赤色，心病宜食酸味，小豆、犬肉、李子、韭菜都是酸味。肺臟主白色，肺病宜食苦味，麥、羊肉、杏、薤都是苦味。脾臟主黃色，脾病宜食鹹味，大豆、豬肉、栗子、藿都是鹹味。腎臟主黑色，腎病宜食辛味，黃黍、雞肉、桃、大蔥都是辛味。所有食物，辛能發散，酸能收斂，甘能緩急，苦能堅燥，鹹能軟堅。

肝色青，宜食甘，粳米、牛肉、棗、葵，皆甘。心色赤，宜食酸，小豆、犬肉、李、韭，皆酸。肺色白，宜食苦，麥、羊肉、杏、薤，皆苦。脾色黃，宜食鹹，大豆、豕肉、栗、藿，皆鹹。腎色黑，宜食辛，黃黍、雞肉、桃、蔥，皆辛。辛散，酸收，甘緩，苦堅，鹹軟。

一 所謂臟氣法時即五臟之氣的生克制化，取法於四時五行。本篇指出人體五臟之氣的生理活動及發病時的變化、治療、預後、宜忌等均與四時五行有著密切關係。故以《臟氣法時論》名篇。

【點評】

本節論述了五臟之病各有其適宜的五味，並依此而選用適當的食物，提示人們無論是治病還是養生都應該注意飲食的重要作用。俗話說「藥補不如食補」，在日常生活中，應該根據自己臟腑的相對強弱狀況，選用適合自己的食物，以調整臟腑機能，使之恢復到五臟平和狀態。

凡藥物用來攻邪，五穀用來營養，五果作為輔助，五畜用來補益，五菜用來充養，氣味配合調和而服食，用來補益精氣。這五類東西，各有辛、酸、甘、苦、鹹的味道，對某一臟之氣各有利，或散、或收，或緩、或急，或堅、或軟等作用，配合四時五臟，治病要根據五味所宜。

毒藥攻邪[一]，五穀爲養[二]，五果爲助[三]，五畜爲益[四]，五菜爲充[五]，氣味合而服之，以補精益氣。此五者，有辛酸甘苦鹹，各有所利，或散或收，或緩或急，或堅或軟，四時五臟病，隨五味所宜也。

一 毒藥：藥物之統稱。與今之毒藥概念不同，藥物性味各有所偏，這種藥性所偏，古人稱之謂「毒性」。

二 五穀：粳米、小豆、麥、大豆、黃黍。

三 五果：桃、李、杏、栗、棗。

四 五畜：牛、羊、豬、雞、犬。

五 五菜：葵、藿、薤、蔥、韭。充：吳崑：「充實於臟腑也。」

【點評】

本節進一步申明日常生活應該以五穀、五果、五畜、五菜為主來養生，不應該依賴藥物。很多人總是喜歡尋求靈丹妙藥來求得身體的健康，這實際上是懶漢的貪婪想法，因為世界上根本沒有什麼靈丹妙藥。身體的健康有賴於精氣神的充旺，而精氣神的充旺在於持之以恆地從精神、情志、飲食、房事、運動、起居等方面的調攝，藥物只是在生病時偶爾用之。中國文化及中醫學是主張慎用而反對濫用藥物的。《周易》說：「無妄之疾，勿藥有喜。」在古人看來，藥物之所以能夠治病在於稟受了天地之偏氣，以藥物之偏氣，來調整人體之偏氣，從而達到治病的目的。所以無病用藥就會造成人體之氣的偏盛或偏衰而致病。中醫學主張無病不能用藥，有病也慎用藥物，中病即止，病後以飲食調養，促其康復。「毒藥攻邪」，我們應該謹記慎用醫藥。

【宣明五氣】一

五味各有所入：酸味入肝，辛味入肺，苦味入心，鹹味入腎，甘味入脾。這叫五味所入。

五味所入：酸入肝，辛入肺，苦入心，鹹入腎，甘入脾，是謂五入。

一 宣明：宣揚闡明。五氣：五臟之氣。本篇以五臟為中心，運用五行學説，把人的日常生活、發病因素、臟腑功能、病情變化、脈搏形象、藥物性味、飲食宜忌等，進行分類歸納，從而作為臨床診治的指導原則。因無問答形式，故不稱論而叫《宣明五氣篇》。本篇承上篇五臟之氣，取法四時的理論，宣揚闡明了人體五臟之氣的生理、病理等活動變化規律。本書僅選注與養生相關的部分內容。

【點評】

可據此根據自己臟腑機能的盛衰來調整自己的飲食五味，因為我們每個人稟受的陰陽五行之氣雖然從整體説是均衡的，但並非絕對均衡，總有強弱的差異，所以需要根據自己的情況在生活中予以調整。

疾病所禁食的五味：辛味走氣分，氣病，不能多食辛味；鹹味走血分，血病，不能多食鹹味；苦味走骨骼，骨病，不能多食苦味；甘味走肌肉，肉病，不能多食甘味；酸味走筋膜，筋病，不能多食酸味。這就是疾病的五禁，要自我節制，不能多食。

五味所禁：辛走氣，氣病，無多食辛；鹹走血，血病，無多食鹹；苦走骨，骨病，無多食苦；甘走肉，肉病，無多食甘；酸走筋，筋病，無多食酸。是謂五禁，無令多食。

〔點評〕

本節論述了氣、血、骨、肉、筋五種疾病在飲食上的禁忌。

五種勞逸過度所致的損傷：久視傷心血，久臥傷肺氣，久坐傷肌肉，久立則傷骨，久行則傷筋。這是五種久勞所傷。

五勞所傷[一]：久視傷血，久臥傷氣，久坐傷肉，久立傷骨，久行傷筋。是謂五勞所傷。

[一] 五勞：指勞逸過度，積久形成的五種勞傷。

【點評】

本節提示我們不能久視、久臥、久坐、久立、久行。總之，做任何事情都不宜過久，過久都會有損身體健康。一般說來，做任何事情都不要連續超過兩小時，即古人說的一個時辰。

「寶命全形論」

黃帝問道：「天地之間，萬物俱全，但沒有什麼比人更為寶貴的。人稟受天地之氣而生存，隨著四時規律而成長。無論是君王，還是平民，都願意保持形體的健康，但往往身體有了疾病，自己也不知其所以然，因此病邪就積累日深，潛藏骨髓之內，不易去掉了。這是我心中所擔憂的，我想用針刺來解除他們的疾病痛苦，怎樣辦呢？」

黃帝問曰：「天覆地載，萬物悉備，莫貴於人。人以天地之氣生，四時之法成。君王眾庶[二]，盡欲全形，形之疾病，莫知其情，留淫日深[三]，著於骨髓[四]。心私慮之，余欲針除其疾病，為之奈何？」

[一] 寶：通「保」，珍惜之意。全：即保全之意。本篇內容說明天地之間，萬物悉備，莫貴於人；而人體能夠保命全形，又與天地的變化密切相關。作為醫生，應該時刻注意這種氣血虛實與天地陰陽的變化的關係。運用針刺，就必須懂得其中的道理。由於前人非常重視這種道理，所以篇名《寶命全形論》。

[二] 眾庶：老百姓。

[三] 留淫：積累而逐漸發展。

[四] 著：潛藏。

岐伯回答說：「診斷疾病，應該注意觀察它所表現的症候：比如鹽貯藏在器具中，能夠使器具滲出水來；琴弦快斷的時候，會發出嘶破的聲音；樹木弊壞，葉子就要落下來；疾病到了嚴重階段，人就要打嗝。人有了這樣四種現象，說明臟腑已有嚴重破壞，藥物和針刺都不起作用，這都是皮肉血氣各不相得，病不容易治。」

岐伯對曰：「夫鹽之味鹹者，其氣令器津泄；弦絕者，其音嘶敗[一]；木敷者，其葉發[二]；病深者，其聲噦。人有此三者，是謂壞腑[三]，毒藥無治，短針無取，此皆絕皮傷肉，血氣爭矣。」

[一] 嘶：聲破為嘶。

[二] 木敷者，其葉發：張介賓：「敷，內潰也。」意思是雖枝葉繁茂，畢竟是外盛中虛，不可長久。

[三] 壞腑：臟腑損壞。

黃帝道：「我很感傷病人的痛苦，心裡惶惑不安，治療疾病，搞不好，反使病情加重，我又不能替代他們。百姓聽了，都會認為我很殘忍，怎麼辦好呢？」

帝曰：「余念其痛，心為之亂惑[一]，反甚其病，不可更代[二]。百姓聞之，以為殘賊[三]，為之奈何？」

[一] 惑：惶惑，迷亂。
[二] 不可更代：不能以自己替代病者之身。
[三] 殘賊：殘忍不仁。

岐伯說：「人雖然是生活在地上，但片刻也離不開天，天地之氣相合，才產生了人。人如果能適應四時的變化，那麼自然界的一切，都會成為他生命的泉源；若能瞭解萬物，便會被奉為天子。人與自然是相應的，天有陰陽，人有十二骨節；天有寒暑，人有虛實。所以能效法天地陰陽的變化，就不會違背四時的規律；瞭解十二骨節的道理，就是所謂聖智也不能超過他；能夠觀察八風的變動和五行的衰旺，又能夠通達虛實的變化規律，就能洞曉病情，即使像病人呼吸那樣的細微不易察覺的變化，也如秋毫在目，逃不過他的眼睛。」

岐伯曰：「夫人生於地，懸命於天[一]，天地合氣，命之曰人。人能應四時者，天地為之父母；知萬物者，謂之天子。天有陰陽，人有十二節[二]；天有寒暑，人有虛實。能經天地陰陽之化者[三]，不失四時；知十二節之理者，聖智不能欺也[四]；能存八動之變[五]，五勝更立[六]；能達虛實之數者，獨出獨入，呿[七]吟至微，秋毫在目[八]。」

一 懸命於天：與天相關聯。

二 十二節：指上肢的肩、肘、腕和下肢的股、膝、踝關節。

三 「能經天地」句：能效法天地陰陽的變化。經，效法。

四 欺：加，超過。

五 能存八動：能夠觀察八風的變動。存，察。

六 五勝更立：指五行遞相衰旺。

七 呿（qū）吟：指呼吸。呿，張口。吟，呻。

八 秋毫：比喻事物的微細。

〔點評〕

上四節論述了人是天地之間最寶貴的，雖然社會地位有貴賤之異，但保命全形是每個人的權利。但苦於不能及早地認識疾病，以致大病形成，無可救藥，所以創立針法來袪疾愈病。《內經》認為人能應四時，知萬物，經天地陰陽之化，達虛實之數，無論是治病還是養生都能達到「獨出獨入，呿吟至微，秋毫在目」的自由境界。

黄帝道：「人生而有形體，離不開陰陽；天地之氣相合以後，生成了世界上的萬物，從地理上，可以分為九野；從氣候上，可以分為四時。月份有大有小，白天有短有長，萬物同時來到世界，實在度量不盡，我只希望解除病人的痛苦，請問應該用什麼方法呢？」

岐伯說：「治療的方法，可根據五行變化的道理分析。如木遇到金，就被折斷；火遇到水，就會熄滅；土遇到木，就要鬆軟；金遇到火，就要熔化；水遇到土，就要遏絕。這種種變化，萬物都是這樣，不勝枚舉。所以已向天下公佈了五種針法，但人們只知飽食，並不去瞭解它們。那五種治法是什麼呢？第一要精神專一，第二要修養形體，第三要瞭解藥物的真假性能，第四要制定大小砭石以適應不同的疾病，第五要懂得臟腑血氣的診斷方法。這五種治法，各有所長，先用哪個，要視具體情況而定。現在針刺的療法，用補治虛，用瀉治實，而這是普通醫生所共知的。至於能夠取法天地陰陽的道理，隨其變化而施針法，就能取得如回應聲，如影隨形的療效。這並沒有什麼神秘，只要功力積久，就有這樣的高超技術。」

帝曰：「人生有形，不離陰陽；天地合氣，別爲九野，分爲四時。月有大小，日有短長，萬物並至，不可勝量，虛實呿吟，敢問其方？」

岐伯曰：「木得金而伐，火得水而滅，土得木而達，金得火而缺，水得土而絕。萬物盡然，不可勝竭。故針有懸布天下者五[二]，黔首共餘食[三]，莫知之也。一曰治神，二曰知養身，三曰知毒藥爲真[四]，四曰制砭石小大，五曰知腑臟血氣之診。五法俱立，各有所先。今末世之刺也，虛者實之，滿者泄之，此皆眾工所共知也。若夫法天則地，隨應而動，和之者若響，隨之者若影。道無鬼神，獨來獨往[五]。」

[一] 虛實呿吟：上文「能達虛實之數者，獨出獨入，呿吟至微，秋毫在目」的簡縮語，引申指病人的痛苦。

[二] 懸布：張貼公佈。

[三] 黔首：秦代對百姓的稱呼。

[四] 知毒藥為真：指瞭解藥物性能。為，通「偽」，假。

[五] 「道無」兩句：醫道並非有鬼神在暗中幫助，只要對醫道有深刻把握，在治療實踐中就會獨來獨往般地自由。

【點評】

上兩節論述了五行相剋是萬物的普遍規律，確立了針治的五條準則，指出「道無鬼神，獨來獨往」是針治的最高境界。

黃帝道：「我希望聽一下其中的道理。」

岐伯說：「針刺的正法，要先集中精神，待五臟虛實已定，脈象九候已備知，然後再下針。在針刺的時候，必須精神貫注，即使有人旁觀，也像看不見一樣，有人喧囂，也像聽不到一樣。同時還要色脈相參，不能僅看外形，必須將發病的機理揣摩清楚，才能給人治病。病人有虛有實，見到五虛的症狀，不能隨意去瀉；見到五實的症狀，也不可遠而不瀉，在應該進針時，就是一瞬間也不能耽擱。在手撚針時，什麼事也不想，針要光淨勻稱。針者要平心靜氣，觀察病人的呼吸。那血氣的變化無形無象，雖不可見，而氣至之時，好像群鳥一樣集合，氣盛之時，好像稷一樣繁茂。氣之往來，正如見鳥之飛翔，而無從捉摸它形跡的起落。所以用針之法，當氣未至的時候，應該留針候氣，正如橫弩之待發，氣應的時候，則當迅速起針，正如弩箭之疾出。」

帝曰：「願聞其道。」

岐伯曰：「凡刺之真[一]，必先治神，五臟已定，九候已備，後乃存針。眾脈不見[二]，眾凶弗聞[三]。外內相得[四]，無以形先，可玩往來，乃施於人。人有虛實，五虛勿近[五]，五實勿遠[六]，至其當發，間不容瞚[七]。手動若務[八]，針耀而勻。靜意視息，觀適之變，是謂冥冥[九]，莫知其形，見其烏烏，見其稷稷[十]，徒見其飛，不知其誰，伏如橫弩，起如發機[十一]。」

一 凡刺之真：針刺的正法。真，正。
二 眾脈（mò）：有人旁觀。脈，通「眽」，視。
三 眾凶：眾人喧囂的聲音。凶，喧囂之聲。
四 外內：指察色診脈。色以應日，屬外；脈以應月，屬內。
五 五虛：指脈細、皮寒、氣少、泄利前後、飲食不入。
六 五實：指脈盛、皮熱、腹脹、二便不通、悶瞀。
七 瞚（shùn）：眨眼，眼珠轉動。
八 手動若務：手撚針時，若無二事。
九 冥冥：無形無象貌。
十 稷稷（jì）：形容氣盛像稷一樣繁茂。稷，穀物名。
十一 機：弩上的機栝。

黃帝道：「怎樣刺虛？又怎樣刺實？」

岐伯說：「刺虛證，須用補法；刺實證，須用瀉法。經氣已經到了，應慎重掌握，不失時機。無論針刺深淺，無論取穴遠近，得氣是一樣的。在撚針的時候，像面臨深淵時那樣謹慎；又像手中捉著老虎那樣堅定有力，集中神志，不為其他事物所干擾。」

帝曰：「何如而虛？何如而實？」

岐伯曰：「刺虛者須其實，刺實者須其虛。經氣已至，慎守勿失。深淺在志，遠近若一[一]。如臨深淵，手如握虎，神無營於眾物。」

[一] 遠近若一：取穴無論遠近，得氣的道理是一樣的。

【點評】

上兩節論述了針治的真要在於「治神」，本篇雖然以針刺之道為論述內容，但其「治神」的思想於養生之道也有重要的啟示意義。

【八正神明論】[一]

黃帝問道：「用針的技術，必然有一定法則，那麼究竟取法於什麼呢？」

岐伯回答說：「要取法於天地陰陽，並結合日月星辰之光來研究。」

黃帝問曰：「用針之服[二]，必有法則焉，今何法何則？」

岐伯對曰：「法天則地，合以天光。」

[一] 本篇內容有二：一是從四時八正、日月星辰的變化，說明它與人體氣血虛實和針刺補瀉的密切關係；一是論望聞問切四診應結合陰陽四時虛實，來分析病情和診斷疾病。由於討論了這兩個重點，所以篇名叫《八正神明論》。根據天人相應的原理，人的氣血隨著寒溫的變化，月亮的圓缺而呈現相對充實和虛弱的週期性變化規律，因此在用針治療時必須根據天時的變化而調氣血。基本原則是「天寒無刺，天溫無疑。月生無瀉，月滿無補，月郭空無治，是謂得時而調之」。

[二] 服：事。此指標刺技術。

黃帝道：「希望詳細聽聽。」

岐伯說：「大凡針刺之法，必須察驗日月星辰四時八正之氣，氣定了，才能進行針刺。如果氣候溫和，日光明亮，那麼人體血液就濡潤而衛氣上浮；如果氣候寒冷，日光晦暗，那麼人體血液就滯澀而衛氣沉伏。月亮初生的時候，人的血氣隨月新生，衛氣亦隨之暢行；月亮正圓的時候，人的血氣強盛，肌肉堅實；月黑無光的時候，人的肌肉消瘦，經絡空虛，衛氣不足，形體獨居，所以要順著天氣而調和血氣。因此說，氣候寒冷，不要行針刺；氣候溫暖，不要遲疑；月初生的時候，不要用瀉法；月正圓的時候，不要用補法；月黑無光的時候，不要進行治療。這叫順應天時而調養血氣。按照天時推移的次序，結合人身血氣的盛衰，來確定氣的所在，並聚精會神地等待治療的最好時機。所以說，月初生時用瀉法，這叫做重虛；月正圓時用補法，使血氣充溢，經脈中血液留滯，這叫做重實；月黑無光的時候而用針刺，就會擾亂經氣，這叫做亂經。這些都是陰陽相錯，正氣邪氣分不清楚，邪氣沉伏留而不去，致使絡脈外虛，經脈內亂，所以病邪就乘之而起。」

帝曰：「願卒聞之。」

岐伯曰：「凡刺之法，必候日月星辰，四時八正之氣[一]，氣定乃刺之。是故天溫日明，則人血淖液而衛氣浮[二]；天寒日陰，則人血凝泣而衛氣沉。月始生，則血氣始精，衛氣始行；月郭滿[三]，則血氣實，肌肉堅；月郭空，則肌肉減，經絡虛，衛氣去，形獨居，是以因天時而調血氣也。是以天寒無刺，天溫無疑；月生無瀉，月滿無補；月郭空無治。是謂得時而調之。因天之序，盛虛之時，移光定位[四]，正立而待之。故曰月生而瀉，是謂重虛；月滿而補，血氣盈溢，絡有留

血，命曰重實；月郭空而治，是謂亂經。陰陽相錯，真邪不別，沉以留止，外虛內亂五，淫邪乃起。」

一 八正：八節的正氣。即二分（春分、秋分）、二至（夏至、冬至）、四立（立春、立夏、立秋、立冬）。

二 淖：潤澤。

三 月郭：月亮的輪廓。

四 移光定位：用針當隨日的長短，而定其氣之所在。光，日光。位，氣之所在。

五 外：指絡脈。內：指經脈。

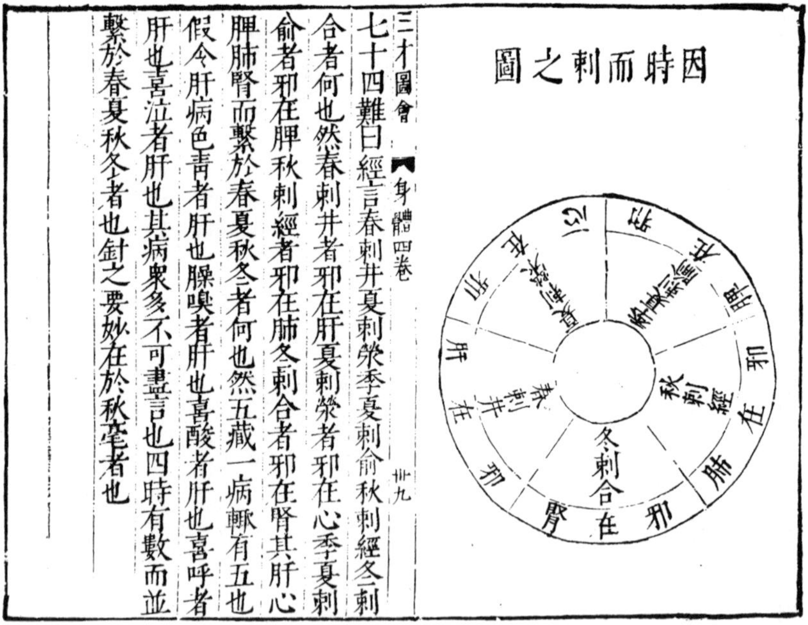

三才圖會　身體四卷　廿九

七十四難曰經言春刺井夏刺滎季夏刺俞秋刺經冬刺合者何也然春刺井者邪在肝夏刺滎者邪在心季夏刺俞者邪在脾秋刺經者邪在肺冬刺合者邪在腎其肝心脾肺腎而繫於春夏秋冬者何也然五藏一病輙有五也假令肝病色青者肝也臊臭者肝也喜酸者肝也喜呼者肝也喜泣者肝也其病衆多不可盡言也四時有數而並繫於春夏秋冬者也鍼之要妙在於秋毫者也

三才圖會·因時而刺之圖

【點評】

上兩節論述了人體氣血肌肉經絡隨著天時的變化規律而變化，診治應該遵循「因天時而調血氣」的準則；同樣，這一準則也適用於養生之道。

黃帝問：「星辰、八正、四時怎麼候察呢？」

岐伯說：「星辰的方位，可以用來測定日月循行的規律。八節常氣的交替，可以用來測出八風病邪什麼時候到來；四時，可以用來分別春秋冬夏之氣的所在；按照時序來調整氣血，避免八正病邪的侵犯。假如身體虛弱，又遭遇自然界的虛邪，兩虛相感，邪氣就會侵犯至骨，進而深入五臟。醫生能候察氣候變化的道理而及時挽救，病邪就不能傷人。所以說：天時的宜忌，不可不瞭解。」

帝曰：「星辰八正四時何候？」

岐伯曰：「星辰者，所以制日月之行也。八正者，所以候八風之虛邪，以時至者也；四時者，

所以分春秋冬夏之氣所在，以時調之也。八正之虛邪，而遇之勿犯也。以身之虛而逢天之虛，兩虛相感，其氣至骨，入則傷五臟。工候救之，弗能傷也。故曰：天忌不可不知也[一]。」

[一] 天忌：天時的宜忌。

〔點評〕

本節論述了星辰、八正、四時的內涵，指出「勿犯八正之虛邪」。在養生中應該特別注意，不要犯「以身之虛，而逢天之虛，兩虛相感」的大忌。

黃帝道：「說得好。取法星辰的道理，我已經瞭解，希望再聽聽效法往古的道理。」

岐伯說：「效法往古，要先懂得《針經》。想把前人的針術在現在加以驗證，先要知道太陽的寒溫，月亮的盈虛，來候察氣的浮沉，來給病人進行調整，就會看到它是立有效驗的。所謂『觀於冥冥』，是說血氣榮衛的變化並不顯露於外，而醫生卻能懂得。這就是把太陽的寒溫，月亮的盈虛，四時氣候的浮沉等情況，綜合起來候察以調整病人。這樣，醫生就常能預見病情，然而疾病尚未顯露於外，所以叫『觀於冥冥』。所謂『通於無窮』，是說醫生的高超技術可以流傳後世，這就是醫生與一般人不同的地方。不過是病情還沒有顯露出來，大家都不能發現罷了。看不見形象，嘗不到味道，所以叫做『冥冥』，就像神靈一樣若隱若現，難以捉摸。虛邪，就是四時八節的病邪。正邪，就是身體因勞累出汗，腠理開張，而為虛風侵襲，正邪傷人輕微，所以一般人不瞭解它的病情，看不到它的病象。高明的醫生，在疾病剛開始就救治，先去候查三部九候的脈氣，及時調治，不使脈氣衰敗，所以疾病容易痊癒，所以叫高明的醫生。而低劣的醫生，卻等疾病已形成，或疾病已經敗壞時才治療。等到病已形成後才治療，就是不懂得三部九候的脈氣混亂是由疾病發展所導致的。他所謂知道疾病的所在，只不過是知道三部九候病脈的所在部位罷了。所以這就像把守門戶一樣，已經陷入了被動地位。其原因就是不瞭解病理，而只看到病症的表面現象。」

帝曰：「善。其法星辰者，余聞之矣，願聞法往古者。」

岐伯曰：「法往古者，先知《針經》也。驗於來今者，先知日之寒溫，月之虛盛，以候氣之浮沉，而調之於身，觀其立有驗也。觀於冥冥者，言形氣榮衛之不形於外，而工獨知之。以日之寒溫，

月之虛盛，四時氣之浮沉，參伍相合而調之。工常先見之，然而不形於外，故曰觀於冥冥焉。通於無窮者，可以傳於後世也，是故工之所以異也。然而不形見於外，故俱不能見也。視之無形，嘗之無味，故謂冥冥，若神仿佛[一]。虛邪者，八正之虛邪氣也。正邪者[二]，身形若用力，汗出，腠理開，逢虛風，其中人也微，故莫知其情，莫見其形。上工救其萌芽[三]，必先見三部九候之氣，盡調不敗而救之，故曰上工。下工救其已成，救其已敗。救其已成者，言不知三部九候之相失，因病而敗之也。知其所在者，知診三部九候之病脈處而治之。故曰守其門戶焉，莫知其情而見邪形也。」

[一] 仿佛：模糊，看不清楚。

[二] 正邪：與能致人生病的虛邪相對，為自然界正常之風。當人體虛弱汗出腠理開張時也能傷人，故曰「正邪」。

[三] 萌芽：指疾病剛剛發生。

〔點評〕

本節論述了「觀於冥冥」的重要意義。所謂「觀於冥冥」是指無論對於「不形於外」的「形氣榮衛」，還是「中人也微，莫知其情」的虛邪都具有敏鋭的感知和把握能力，能夠在疾病開始萌芽時期就予以祛除。這就是上工治未病的思想，也是養生的基本要求。

黃帝道：「我聽說針法有補有瀉，但不懂它的涵義。」

岐伯說：「瀉法必須掌握一個『方』字。因為『方』就是病人邪氣正盛，月亮正圓，天氣正溫和，身體尚安定的時候。要在病人正吸氣的時候進針，再等到他正吸氣的時候轉針。還要等他正呼氣的時候慢慢地拔出針來，所以說『瀉必用方』，這樣，邪氣排出，正氣流暢，病就會好了。補法必須掌握一個『圓』字。『圓』就是使氣運行的意思，行氣就是導移血氣以至病所，針刺時必須達到榮分，還要在病人吸氣時推移其針。所以說圓與方的行針，都要用排針之法。所以善用針術養神的人，必須觀察病人形體的肥瘦和榮衛血氣的盛衰。因為血氣是人的神氣寄存之處，不可不謹慎調養。」

帝曰：「余聞補瀉，未得其意。」

岐伯曰：「瀉必用方。方者，以氣方盛也[一]，以月方滿也，以日方溫也，以身方定也。以息方吸而內針[二]，乃復候其方吸而轉針[三]，乃復候其方呼而徐引針[四]。故曰瀉必用方，其氣乃行焉。補

必用員[五]。員者行也，行者移也，刺必中其榮[六]，復以吸排針也[七]。故員與方，排針也。故養神者，必知形之肥瘦，榮衛血氣之盛衰。血氣者，人之神，不可不謹養。」

[一] 方盛：正盛。
[二] 內（nà）針：進針。內，同「納」。
[三] 轉針：撚轉針。
[四] 引針：拔出針。
[五] 員：同「圓」。
[六] 榮：指榮分、血脈。
[七] 排針：推移其針。

[點評]

本節論述了針治中的方圓補瀉方法，強調針治中養神的重要意義，「血氣者，人之神，不可不謹養」。

黃帝說：「講得妙極了！把人的形體與陰陽四時結合起來，虛實的感應，無形的病況，除了您還有誰能講得明白？然而您多次說到形和神，究竟什麼叫形神？希望能詳細聽聽。」

岐伯說：「那讓我先講形。所謂形，就是說還沒有對疾病看得很清楚。問病人的病痛，再從經脈的變化去探索，病情才突然出現在眼前。要是按尋而不可得，便不知道病情了。因為靠診察形體，才能知道病情，所以叫做形。」

帝曰：「妙乎哉論也！合人形於陰陽四時，虛實之應，冥冥之期，其非夫子孰能通之？然夫子數言形與神，何謂形？何謂神？願卒聞之。」

岐伯曰：「請言形，形乎形，目冥冥。問其所病，索之於經，慧然在前。按之不得，不知其情，故曰形。」

黃帝道：「那什麼叫神呢？」

岐伯說：「再讓我講講神。所謂神，就是耳不聞雜聲，目不見異物，心志開朗，非常清醒地領悟其中的道理，但這不是用言語所能表達的。有如觀察一種東西，大家都在看，但只是自己看得真，剛才還好像很模糊的東西，突然明顯起來，好像風吹雲散，這就叫做神。對神的領會，是以三部九候脈法為本源的，若真能達到這種地步，就不必太拘泥於九針之論。」

帝曰：「何謂神？」

岐伯曰：「請言神。神乎神，耳不聞，目明心開而志先，慧然獨悟，口弗能言[一]。俱視獨見[二]，適若昏[三]，昭然獨明[四]，若風吹雲，故曰神。三部九候爲之原，九針之論不必存也。」

[一] 口弗能言：不能用言語形容。

[二] 俱視獨見：大家共同察看，惟有自己能看見。

[三] 適：剛才。

[四] 昭然：明顯、顯著的樣子。獨：又。

【點評】

本節對形神作了精彩的分析。這裡的形神不是指本來意義上的形體和精神，而是用其引申意。所謂「形」就是指有形可見的事物，對此能夠把握就稱為「形」；「神」就是指事物尚處於無形可見的狀態，能夠對這一狀態有所領悟就稱為「神」。當然，對「形」的把握是任何一個正常人都具備的能力，而到達「神」的境界則是少數人才有的特異能力。具備「神」的能力，對於治病和養生具有特別重要的意義。疾病總是從無到有的，是無中生有。能夠在無的狀態，嚴格地講已經不是絕對的無，而是從無到有的中間若有若無的恍惚狀態的時候，發現並予以祛除就是神醫，這也就是養生之道。所以我們不要誤解神醫的概念，認為神醫是能夠起死回生的人，其實神醫就是指在疾病尚處於隱微之時就能夠發現並治癒的人。

【熱論】一

黃帝道：「熱病已經好了，常常還遺有餘熱，為什麼？」

岐伯說：「凡是餘熱，都是因為發熱重的時候還勉強吃東西所造成的。像這樣，病雖然已經減輕，可是餘熱未盡，於是穀氣與餘熱搏結在一起，所以就有餘熱現象。」

黃帝說：「說得好。那麼怎樣治療餘熱呢？」

岐伯說：「只要根據病的或虛或實，而分別給以正治和反治，病就會好的。」

黃帝道：「患了熱病有什麼禁忌呢？」

岐伯說：「患熱病的，如果稍好些，馬上吃肉類食物，就會復發，如果多吃穀食，也會有餘熱，這就是熱病的禁忌。」

帝曰：「熱病已愈，時有所遺者[二]**，何也？」**

岐伯曰：「諸遺者，熱甚而強食之，故有所遺也。若此者，皆病已衰而熱有所藏[三]**，因其谷氣相薄，兩熱相合**[四]**，故有所遺也。」**

帝曰：「善。治遺奈何？」

岐伯曰：「視其虛實，調其逆從，可使必已矣。」

帝曰：「病熱當何禁之？」

岐伯曰：「病熱少愈，食肉則復，多食則遺，此其禁也。」

一 本篇對熱病的概念、成因、主證、傳變規律、治療大法、禁忌和預後等問題作了較為系統的論述，是一篇研究熱病的重要文獻。所以名《熱論篇》。本書僅選注、評析熱病後食養問題。

二 遺：遺留餘熱。

三 熱有所藏：殘餘之熱未盡。藏，殘留。

四 兩熱：指病的餘熱和新食穀氣的熱。

〔點評〕

熱病後胃氣虛弱不宜多食，特別是不易消化的如肉類等食物，而應以清淡易消化的食物為主。不易消化的食物一般氣味濃厚，易阻滯氣機，使餘熱滯留，而延誤熱病的康復。這裡有個關鍵的字「強」，「熱甚而強食之」。「強」即勉強，我們常説養生要無為，要聽自然的話，不要有為。病後體虛，消化吸收能力尚待恢復，不應吃難以消化吸收的食物。這時身體會給人發出信號，不願吃；但人卻出於私意，自以為聰明，多吃些有營養的東西，有助於恢復健康，這就是「有為」。結果恰恰相反。

所以我們反覆申明一個觀點：要聽自然的話——餓了就吃，睏了就睡；不想吃就不要強吃，困了就不要強挺。一切都順應自然的安排，這就是無為，就是養生的最高境界。

「腹中論」

黃帝說：「夫子多次說熱中、消中的病人，不能吃肥甘厚味，也不能服用芳香的草藥和礦石類藥物，因為礦石類藥物能使人發癲，芳香類草藥會使人發狂。患熱中、消中病的，多是富貴之人，現在不准吃肥甘厚味，這不合乎他們的心願，禁忌芳香和金石藥物，這病又不能治癒，希望聽聽其中的道理。」

岐伯回答說：「芳香草藥之性多辛竄，金石藥物之性多峻猛，這兩類藥物之氣都急猛、剛勁，所以不是性情和緩的人，不能服用這兩類藥物。」

黃帝問：「不可以服用這兩類藥的原因是什麼？」

岐伯說：「內熱的性質慓悍，藥物的性質也是這樣，內熱遇藥熱，恐怕要損傷脾氣。脾屬土而惡木乘，服用這類藥物的病人，到肝木主令的甲日和乙日時，病情就會更加嚴重。」

帝曰：「夫子數言熱中、消中[二]，不可服高梁芳草石藥[三]，石藥發瘨[四]，芳草發狂。夫熱中、消中者，皆富貴人也，今禁高梁，是不合其心，禁芳草石藥，是病不愈，願聞其說。」

岐伯曰：「夫芳草之氣美，石藥之氣悍，二者其氣急疾堅勁，故非緩心和人，不可以服此二者。」

帝曰：「不可以服此二者，何以然？」

岐伯曰：「夫熱氣慓悍[五]，藥氣亦然，二者相遇，恐內傷脾。脾者土也而惡木，服此藥者，至甲乙日更論[六]。」

[一] 本篇對膨脹、血枯、伏梁、熱中、消中、厥逆等腹中疾患的病因、症狀、治法、禁忌等進行了討論和分析。介紹了雞矢醴和四烏鰂骨一藘茹丸兩個方劑。對妊娠與腹中疾患指出了鑒別要點。因本篇討論疾病都在腹中，故篇名《腹中論》。本書僅選注、評析消渴病的藥食禁忌。

[二] 熱中、消中：即後世所謂的三消病。王冰：「多飲數溲，謂之熱中。多食數溲，謂之消中。」

[三] 高梁：即膏粱。

[四] 瘨：「癲」的本字。

[五] 慓悍：輕捷猛峻。

[六] 更論：《甲乙經》卷十一第六作「當愈甚」。義勝。

【點評】

本節論述了熱中、消中即現代糖尿病的藥食禁忌。膏粱即肥甘厚味，芳草即芳香類草藥，石藥即礦石類藥物，此三者都是氣味淳厚之品，能夠生濕生痰化火。消渴病本屬陰虛火旺體質，若再用此類藥食，無異於火上澆油。所以無論是治病還是養生，都應該結合自己的身體素質，選擇適合於自己的食物，避免使用與自己體質相反的藥食。

「五常政大論」[一]

黃帝問：「天氣不足於西北，北方寒，西方涼；地氣不滿於東南，南方熱，東方溫。這是什麼緣故？」

岐伯說：「天氣的陰陽，地理的高下，都隨著四方疆域的大小而有不同。東南方屬陽，陽的精氣自上而下降，則南方熱而東方溫；西北方屬陰，陰的精氣自下而上承，則西方涼而北方寒。所以地勢有高低，氣候有溫涼，地勢高的氣候就寒，地勢低的氣候就熱，所以往西北寒涼地方去就容易有脹病，往東南溫熱的地方去就容易有瘡瘍。脹滿，用通利藥可治癒，瘡瘍，用發汗藥可治癒。這是氣候和地理影響人體腠理開閉的一般情況，在治療上根據病情大小的不同而變化即可。」

帝曰：「天不足西北，左寒而右涼[二]；地不滿東南，右熱而左溫[三]。其故何也？」

岐伯曰：「陰陽之氣，高下之理，太少之異也。東南方，陽也，陽者其精降於下，故右熱而左溫；西北方，陰也，陰者其精奉於上，故左寒而右涼。是以地有高下，氣有溫涼，高者氣寒，下者氣熱，故適寒涼者脹[四]，之溫熱者瘡[五]。下之則脹已，汗之則瘡已。此腠理開閉之常，太少之異耳。」

一　本篇首論五運有平氣、太過、不及的變化，四方地勢有高下陰陽之氣的差異，及其對自然萬物和人體的影響；次論治則在臨床上的運用。因為篇中主要論述了五運正常的政令，故以《五常政大論》名篇。

二　左寒而右涼：「左」、「右」指方位。西北的右方是西方，屬金，氣涼。西北的左方是北方，屬水，氣寒。

三　右熱而左溫：東南的左方是東方，屬木，氣溫。東南的右方是南方，屬火，氣熱。

四　適：往。

五　之：往。

黃帝問：「它與人的壽命長短有什麼關係？」

岐伯說：「陰精上承的地方，腠理緻密，其人多長壽；陽精下降的地方，腠理開發，其人多夭折。」

黃帝說：「說得好。但人有了病，應該怎樣治療呢？」

岐伯說：「西北方氣候寒冷，應該散外寒清裡熱；東南方氣候溫熱，應該收斂陽氣溫內寒。這就是同樣的病證而治法不同的道理。所以說：氣候寒涼的地方，多內熱，可以用寒涼藥治療，並可用湯水浸漬；氣候溫熱的地方，多內寒，可用溫熱藥治療，又必加強內守，不使真陽外泄，治法必須與當地的氣候統一，這樣可使氣機平和。如果有真假寒熱之病，又該用相反的方法治療。」

黃帝說：「說得好。但同是一個地區的氣候，而生化壽夭，各有不同，這是什麼原因？」

岐伯說：「這是地勢的高下不同導致的。地勢高的地方多寒，屬於陰氣所治；地勢低下的地方多熱，屬於陽氣所治。陽氣太過，四時氣候就來得早；陰氣太過，四時氣候就來得晚。這就是地理高下與生化遲早關係的一般規律。」

黃帝又說：「那麼它與壽夭也有關係嗎？」

岐伯說：「地勢高的地方，因為寒收則元氣內守而多壽；地勢低的地方，因為熱散則元氣外泄而多夭。地域差異的大小跟這種差別成正比關係，地域差異小壽夭的差別就小，地域差異大壽夭的差別就大。所以治病必須懂得天道和地理，陰陽的交勝，氣候的先後，人的壽命長短，生化的時期，然後才可以瞭解人的形體和氣機。」

帝曰：「其于壽夭何如？」

岐伯曰：「陰精所奉其人壽，陽精所降其人夭。」

帝曰：「善。其病也，治之奈何？」

岐伯曰：「西北之氣，散而寒之；東南之氣，收而溫之。所謂同病異治也[一]。故曰：氣寒氣涼，治以寒涼，行水漬之[二]；氣溫氣熱，治以溫熱，強其內守[三]，必同其氣，可使平也。假者反之[四]。」

帝曰：「善。一州之氣，生化壽夭不同，其故何也？」

岐伯曰：「高下之理，地勢使然也。崇高則陰氣治之，洿下則陽氣治之[五]。陽勝者先天，陰勝者後天[六]。此地理之常，生化之道也。」

帝曰：「其有壽夭乎？」

岐伯曰：「高者其氣壽，下者其氣夭。地之小大異也，小者小異，大者大異。故治病者，必明天道地理，陰陽更勝，氣之先後，人之壽夭，生化之期，乃可以知人之形氣矣。」

一 同病異治：同一病證，但治法不同。

二 行水漬之：用熱湯浸漬，以散其寒。

三 內守：陽氣不泄，而固守其中。

四 假者反之：假熱假寒，應用反治法。

五 洿下：低下。

六 「陽勝」兩句：陽氣太過，四時氣候先於天時而至；陰氣太過，四時氣候後於天時而至。

【點評】

這兩節論述了東南西北四方氣候的寒溫特點及同一地區由於地勢高下也有寒溫之異，由此而影響人的壽夭。提出「治病者，必明天道地理，陰陽更勝，氣之先後，人之壽夭，生化之期，乃可以知人之形氣」和「同病異治」的重要原則。這些原則也是養生實踐應該遵循的。

黃帝問：「有毒的藥和無毒的藥，服法也有什麼規定嗎？」

岐伯說：「病有新久，處方有大小，藥物有毒無毒，固然有它的常規。凡用大毒之藥，病去十分之六，不可再服；用平常的毒藥，病去十分之七，不可再服；用小毒之藥，病去十分之八，不可再服；用無毒的藥，病去十分之九，也不必再服。以後用穀肉果菜，飲食調養，就可以去掉病氣，但不可吃得過多而損傷正氣。如果邪氣未盡，還可再按上法服藥，一定得先知道歲氣的偏勝，千萬不能攻伐天真的沖和之氣。不要使實者更實，不要使虛者更虛，而給患者留下後患。總之，一方面要注意不能使邪氣更盛，另一方面要注意不能使正氣喪失，以免斷送人的生命。」

黃帝問：「那久病的人，有時氣順，而身體並不健康；病雖去了，而身體仍然瘦弱，又怎麼辦呢？」

岐伯說：「你問得真高明啊！天地萬物的生化，人是不能代替的，四時的氣序，人是不可違反的。因此只有順應天地四時的氣化，使經絡暢通，氣血和順，慢慢來恢復它的不足，使與正常人一樣，或補養，或調和，要靜待時機，謹慎地守護正氣，不要使它耗損，這樣，病人的形體才會強壯，生氣也會一天一天地增長起來，這才是聖王之道。所以《大要》說：不要以人力來代替天地的氣化，不要違反四時的運行，必須靜養，必須安和，等待正氣的恢復。說的就是這個意思。」

黃帝說：「說得好。」

帝曰：「有毒無毒，服有約乎？」

岐伯曰：「病有久新，方有大小，有毒無毒，固宜常制矣。大毒治病，十去其六；常毒治病，十去其七；小毒治病，十去其八；無毒治病，十去其九。穀肉果菜，食養盡之，無使過之，傷其正也。不盡，行復如法，必先歲氣，無伐天和。無盛盛[一]，無虛虛而遺人夭殃[二]，無致邪[三]，無失正[四]，絕人長命。」

帝曰：「其久病者，有氣從不康[五]，病去而瘠[六]，奈何？」

岐伯曰：「昭乎哉聖人之問也！化不可代，時不可違。夫經絡以通，血氣以從，復其不足，與眾齊同，養之和之，靜以待時，謹守其氣，無使傾移，其形乃彰，生氣以長，命曰聖王。故《大要》曰：無代化[七]，無違時，必養必和，待其來復。此之謂也。」

帝曰：「善。」

[一] 盛盛：即實證用補法，使邪氣更盛。

[二] 虛虛：即虛證用瀉法，使虛者更虛。

[三] 致邪：實證誤補，使邪氣更盛。

[四] 失正：虛證誤瀉，使正氣喪失。

[五] 氣從不康：氣血已和順，仍未能恢復健康。

[六] 瘠：瘦弱。

[七] 無代化：不要用人力代替天地的氣化。

【點評】

本節進一步申述了藥食使用的原則。以前我們說過中醫強調「慎藥」或「勿藥」的原則，這裡進而告誡人們應該根據藥物「毒性」（即偏性）的大小來決定停用的時機。即便是氣味平和的穀肉果菜也不能過量使用。過去的中醫常說「藥之害，在醫不在藥」，就是說藥物是否有害不在於藥物本身而在於醫家如何使用。每個人都知道，不要說藥物，就是食物過量，暴飲暴食也會致病甚至致人死亡。現在人們有一個普遍的常識性錯誤，認為中藥沒有副作用。這是極其錯誤的。任何事物，都有兩面性，關鍵是如何使用。藥物、食物與疾病和人的關係是一種耦合關係，如果二者符合、恰當就是治病的良藥，養生的美食；反之，就是奪命的閻羅，傷生的梃刃。

在這裡，對「毒」作一解釋，所謂的「毒」是指在一般情況下，對多數人而言；在特殊情況下，毒性之偏，正可以用來糾正病人氣血陰陽之偏，此時的毒藥就不再是毒，而是治病的靈丹了。同樣，有些食物對個別人卻會引發疾病。所以，外物對我們是利還是害取決於我們與它的關係，而不是外物本身。比如一粒花生米，嚼碎了是身體的營養，如果不慎掉入氣管就可能要命；鋒利的刀刃，當我們順著刀面無論多快地運動都不會有危險，但如果橫對刀刃，只要稍微用力，馬上鮮血淋漓。所以，養生在一定的意義上也可以說是調整我們與外物和外界的關係問題。

本節論述的第二個問題是在治病和養生中要明白天道自然的運行規律，不能違逆自然規律，即「無伐天和」。我國傳統文化，無論是儒家還是道家都強調要尊重自然規律。《中庸》說：「唯天下至誠，為能盡其性；能盡其性，則能盡人之性；能盡人之性，則能盡物之性；能盡物之性，則可以贊天地之化育；可以贊天地之化育，則可以與天地參矣。」儒家的參贊天地之化育就是以天地萬物為一大生命體，在順應天地萬物生命本性的前提下，發揮人的能力，使萬物本性得以實現。道家宣導無為，「無為之道，因也。因也者，無益無損也」（《管子》）。所謂「因」即因順事物本性，而不能人為地加以改變。道家主張「因而不為」，「因」即因順自然，「為」即人為造作。所以，無論儒道並非主張人不可以作為，只是這作為一定是在尊重自然萬物本性的前提下進行的；反之，就會出現《內經》反覆告誡的「盛盛虛虛」之禍，也就是火上澆油或雪上加霜的做法，這樣做不但不能治病，反而會要了人命。所謂藥石殺人，醫生殺人不用刀，深可懼也！

本節最後論述了治病養生不能操之過急，要靜心等待。其實這也是道家的無為和儒家參贊化育思想的具體體現。常人往往急於求成，反而把事情搞壞。孔子說過：「欲速則不達。」對於治病養生更應該持這種態度，因為「化不可代，時不可違」，必須「養之和之，靜以待時，謹守其氣，無使傾移」，這樣才能「其形乃彰，生氣以長」。所以請千萬謹記：「無代化，無違時，必養必和，待其來復」。

「疏五過論」

黃帝道：「哎呀，真是太深遠了！深遠得好像探視深淵，又好像面對空中浮雲。深淵還可以測量，而浮雲則很難知道它的盡頭。聖人的醫術，是眾人的典範，他討論決定醫學上的認識，必然有一定的法則。遵守常規和法則，依循醫學的原則治療疾病，才能給眾人謀福利。所以在醫事上面有五過的說法，你知道嗎？」

雷公離開座位再拜說：「我年歲幼小，愚笨而又糊塗，不曾聽到五過的說法，只能在疾病的表象和名稱上進行比類，空洞地引用經文，而心裡卻無法對答。」

黃帝曰：「嗚乎遠哉！閔閔乎若視深淵[二]**，若迎浮雲。視深淵尚可測，迎浮雲莫知其際。聖人之術，爲萬民式**[三]**，論裁志意**[四]**，必有法則。循經守數**[五]**，按循醫事，爲萬民副**[六]**。故事有五過，汝知之乎？」**

雷公避席再拜曰：「臣年幼小，蒙愚以惑[七]**，不聞五過，比類形名，虛引其經，心無所對。」**

[一] 本篇內容主要討論診治上的五種過錯，並且指出臨證診治，必須結合飲食、人事、臟象、色脈等進行分析和研究，才能正確地診斷和治療。疏，分條陳述；五過，五種過錯。馬蒔說：「疏，陳也。內有五過，故名篇。」雖然從本篇作者的主觀意圖看是討論診治上的五種過失，以警誡醫家認真研究醫道，對病情要結合天地、人事全面地診察，才能正確診斷和治療。對其中均涉及到情志致病問題，故可以作為情志

養生的反面教材來理解和學習。

二 閔閔：深遠貌。形容醫道深奧無窮。

三 「聖人」兩句：聖人的醫術，是眾人的典範。

四 論裁：討論決定。

五 循經守數：遵守常規和法則。

六 為萬民副：為眾人謀福利。副，輔助。引申為謀福利。

七 蒙愚以惑：愚笨而又不明事理。

〔點評〕

本節開宗明義，提出了關係到治療效果的五過問題。

黃帝道：「在診病的時候，必須詢問病人是否以前高貴而後來卑賤。雖然不中外邪，疾病也會從內而生，這種病叫「脫營」。如果是以前富裕而後來貧困而發病，這種病叫「失精」。這兩種病都是由於情志不舒，五臟氣血鬱結，漸漸積累而成的。醫生診察時，疾病的部位不在臟腑，身軀也沒有變化，所以診斷上發生疑惑，不知道是什麼病。但病人身體卻一天天消瘦，氣虛精耗，等到病勢加深，就會毫無氣力，時時怕冷，時時驚恐。這種病會日漸加深，就是因為情志抑鬱，在外耗損了衛氣，在內劫奪了營血的關係。醫生的失誤，是不懂得病情，隨便處理。這在診治上是第一種過失。

帝曰：「凡診病者，必問嘗貴後賤，雖不中邪，病從內生，名曰脫營[一]。嘗富後貧，名曰失精。五氣留連[二]，病有所並。醫工診之，不在臟腑，不變軀形，診之而疑，不知病名。身體日減，氣虛無精，病深無氣，灑灑然時驚[三]。病深者，以其外耗於衛，內奪於榮。良工所失，不知病情。此亦治之一過也[四]。」

[一] 脫營：與下文的「失精」，皆病證名。皆為情志鬱結所致。

[二] 五氣：即五臟之氣，實指五臟所生之情志而言。

[三] 灑灑（xiǎn）然：惡寒貌。

[四] 「此亦」句：這在診治上是第一種過失。亦，句中助詞。過，過失。

「診察病人，一定得問他飲食起居的情況。精神上有沒有突然的歡樂，突然的痛苦，原生活安逸後來生活艱難，這些都能傷害精氣，精氣衰竭，形體毀壞。暴怒會損傷陰氣，暴喜會損傷陽氣。陰陽受傷，厥逆之氣就會上行而經脈張滿，形體羸瘦。愚笨的醫生診治時，不知道該補還是該瀉，也不瞭解病情，以致病人臟腑精華一天天損耗，而邪氣愈加盛實。這是診治上的第二種過失。」

「凡欲診病者，必問飲食居處。暴樂暴苦，始樂後苦，皆傷精氣，精氣竭絕，形體毀沮[一]**。暴怒傷陰，暴喜傷陽，厥氣上行，滿脈去形**[二]**。愚醫治之，不知補瀉，不知病情，精華日脫，邪氣乃並**[三]**。此治之二過也。」**

[一] 毀沮：毀壞。

[二] 滿脈：即張脈。經脈張滿。去形：形體羸瘦。

[三] 邪氣乃並：邪氣愈加盛實。

「善於診脈的醫生，必然能夠別異比類，分析奇恒，從容細緻地掌握疾病的變化規律。作為醫生而不懂醫道，那他的診治就沒有什麼值得稱許的。這是診治上的第三種過失。」

「**善爲脈者，必以比類、奇恒、從容知之**[一]**。爲工而不知道，此診之不足貴，此治之三過也。**」

[一] 比類：用取類相比，以求同中之異或異中之同。奇：指異常的。恒：指正常的。

「診病時，對於病人的貴賤、貧富、苦樂三種情況，必須先問清楚。比如原來的封君公侯，喪失原來的封土，以及想封侯稱王而未成功。過去高貴後來失勢，雖然不中外邪，而精神上先已受傷，身體一定要敗壞，甚至死亡。如先是富有的人，一旦貧窮，雖沒有外邪的傷害，也會發生皮毛枯焦，筋脈拘攣，成為痿躄的病。這種病人，醫生如不能認真對待，去轉變患者的精神狀態，而僅是順從病人之意，敷衍診治，以致丟掉法度，病患不能去除，當然在治療上也就沒有什麼療效。這是診治上的第四種過失。」

「**診有三常**[一]**，必問貴賤。封君敗傷，及欲侯王。故貴脫勢，雖不中邪，精神內傷，身必敗亡。始富後貧，雖不傷邪，皮焦筋屈，痿躄爲攣**[二]**。醫不能嚴，不能動神，外爲柔弱，亂至失常**[三]**，病不能移**[四]**，則醫事不行。此治之四過也。**」

[一] 三常：這裡指貴賤、貧富、苦樂三種情況。
[二] 躄（bì）：足痿弱不能行走。
[三] 亂至失常：診治上失去常法。亂，反訓為「治」。
[四] 病不能移：病患不能除去。

「診治疾病，必須瞭解疾病的全部過程，同時還要察本而能知末。在切脈問證的時候，應注意到男女性別的不同，以及生離死別，情懷鬱結，憂愁恐懼喜怒等因素。這些都能使五臟空虛，血氣難以持守。如果醫生不知道這些，還談什麼治療技術。比如有人曾經富有，一旦失去財勢，身心備受打擊，以致筋脈的營養斷絕，雖然身體還能行動，但津液不能滋生，過去形體的舊傷疼被引發，血氣內結，迫於陽分，日久成膿，發生寒熱。粗率的醫生治療時，多次刺其陰陽經脈，使病人的身體日見消瘦，難於行動，四肢拘攣轉筋，死期已經不遠了。而醫生不能明辨，不問發病原因，只能說出哪一天會死，這也是粗率的醫生。這是診治上的第五種過失。

「凡診者，必知終始，有知餘緒[一]。切脈問名[二]，當合男女，離絕菀結[三]，憂恐喜怒。五臟空虛，血氣離守。工不能知，何術之語。嘗富大傷，斬筋絕脈，身體復行，令澤不息[四]，故傷敗結，留

薄歸陽，膿積寒炅。粗工治之，亟刺陰陽，身體解散，四肢轉筋，死日有期。醫不能明，不問所發[五]，唯言死日，亦爲粗工。此治之五過也。

[一] 餘緒：末端。既察其本，又知其末。
[二] 問名：問症狀。
[三] 離絕：指生離死別。菀（yùn）結：情志鬱結。菀，通「蘊」。
[四] 令澤不息：使津液不能滋生。
[五] 不問所發：不問發病的原因。

【點評】

本篇討論的五過中，除了第三過只講醫家對醫經的學習研究不全面深入而外，其他四過都提到了病人的情志變化與疾病的關係問題。

「必問嘗貴後賤，雖不中邪，病從內生，名曰脫營。嘗富後貧，名曰失精」（第一過）

「必問飲食居處。暴樂暴苦，始樂後苦，皆傷精氣，精氣竭絕，形

體毀沮。」（第二過）

「必問貴賤。封君敗傷，及欲侯王。故貴脫勢，雖不中邪，精神內傷，身必敗亡。始富後貧，雖不傷邪，皮焦筋屈，痿躄為攣。」（第四過）

「離絕菀結，憂恐喜怒。」（第五過）

《內經》時代的醫家經過長期的觀察研究，認識到長期精神情志的異常變化與疾病發生存在必然的因果關係，十分強調精神情志在治病和養生中的重要價值。喜、怒、憂、思、悲、恐、驚七情是人的自然情感，但七情並不是自發產生的，必定是外界刺激的結果。七情可以分為積極和消極兩大類。其實，七情中除了「喜」在一定範圍內為積極情緒，其他都屬於消極情緒。喜是外界發生的事情或者人的行為符合自己的慾望而產生的一種情感；怒則與喜相反，是外界的事情或者人的行為違背了自己的慾望而產生的情感；憂是擔心外物或人對自己發生不利的影響而產生的情感；思本來是思維，不屬於情感，中醫學的思特指伴隨憂而來的過度的思慮，也稱憂思；悲是外界發生的事情使自己極度哀傷而發生的情感，一般發生於親人或朋友去世時；恐是感到外界事物對自己的生存及其他對自己有益的東西產生嚴重威脅時發生的情感；驚則外界突發的可能造成嚴重威脅的事情，得以幸免後產生的情感。驚、恐比較而言，恐一般自己有預感，而驚則是沒有任何預感和心理準備的情況下突然發生的。這些情感在刺激其產生的條件具備時任何人都會產生，所以七情是人人都不可袪除的自然的人性。七情在一般情況下不會致病，但是如果長期或者劇烈的七情則可能致病。七情雖然是自然人性，其發生不以人的意志為轉移，但是人生修養境界不同的人，其七情的產生或造成的影響及持續的時間是不同的，因而其對健康產生的影響也是完全不同的。在這方面，完全可以充分發揮自己的主觀能動性。

我們來分析《疏五過論》中出現的情志變化情況。第一過和第四過都提到了貴賤貧富問題。貴賤指的是社會地位的高下，高者為貴，下者為賤；貧富指的是經濟地位的高下，高者為富，下者為貧。往往富與貴相連，貧與賤相連，故常常富貴、貧賤連用。但須知其內涵是不同的，也有富而不貴，如過去的商人；貧而不賤，如過去的清苦讀書人或者廣大的農民；也有貴而不富的，如破落貴族等情況。就人的自然慾望來說，人人欲富貴而惡貧賤。孔子說過：「富與貴是人之所慾也；……貧與賤是人之所惡也。」所以貧賤的人努力地追求富貴，富貴的人努力保住富貴。但世事又常常不以人的意志為轉移，很多人就是由富貴跌入了貧

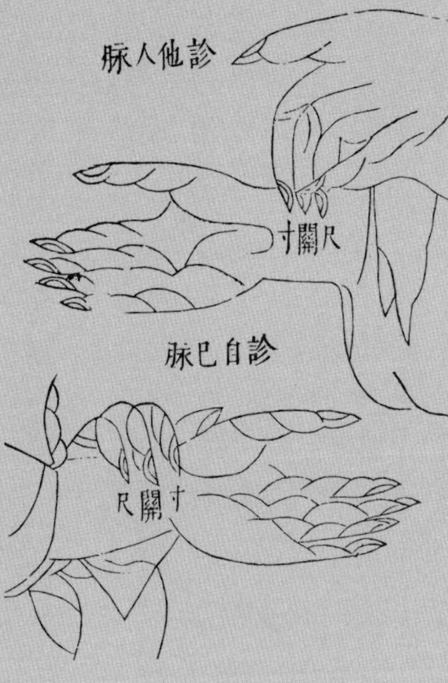

三才圖會·覆診仰診之圖

賤。伴隨地位的改變，情緒也發生了巨大變化，由喜樂變得憤怒、憂鬱、恐懼和悲傷，各種情感交織在一起，長期不能排解，而致發生重病、大病。其發病機理是由於貴賤貧富的地位改變產生消極情緒，而且長期不能排解，耗傷人體的精氣神，精氣神損傷，進而累及形體，出現形體的病變，甚至是嚴重的病變，如「皮焦筋屈，痿躄為攣」。這一機制用古人的話說即「暴樂暴苦，始樂後苦，皆傷精氣，精氣竭絕，形體毀沮」。

這種由心理的改變而引發了身體病變的身心疾患，並不是簡單地用藥物就能夠解決的。俗話說，心病還得心藥醫。身心疾病必須輔以心理療法。但從實際療效看，有的也並不是很理想。這促使我們作更進一步的思考，能否在未病之前，就提高人們的應變能力，防止疾病的發生？我們可以通過一定的方法提高人的精神免疫力，不要等到發病後再去治療，這就是儒、道宣導的修養功夫。需要說明的是，其他宗教如佛教、基督教、伊斯蘭教的宗教信仰也具有這種功能。作為中國文化或者說國學的弘揚者我們首倡儒道修養。

前面說過，情緒情感的發生取決於外界事物或人的行為是順遂還是悖逆了自己的內心。這種順遂或者悖逆不一定是客觀的，往往與個人的主觀判斷、與個人的認識有關。同樣的事情，不同的人會產生不同甚至是完全相反的反應，這取決於個人的認識和修養。所以避免不良情緒、情感的發生或者避免其長期的存續，進而避免身心疾患的發生的關鍵，則在於提高認識和修養。

再回到富貴貧賤問題上來，富貴貧賤是每個人都不能擺脫的社會現實，對人生有著重大的影響，問題是我們如何看待和認識這個問題。如果認為富貴是人生追求的唯一的和絕對的終極目標，那麼一旦得不到富貴，或者得而復失，也就會認為人生失去了意義和價值，這樣可能連生存下去的意義都沒有了，更談何身體健康。當然，這種極端的人可能是少數，但是處於這狀態，不能正確認識，而導致身心疾患的卻大有人在。

對於富貴貧賤問題，孔子給出了正確答案：「富與貴是人之所欲也；不以其道得之，不處也。貧與賤是人之所惡也；不以其道得之，不去也。君子去仁，惡乎成名？君子無終食之間違仁，造次必於是，顛沛必於是。」孔子認為追求富貴，厭惡貧賤是人的自然慾望，也是合理的。問題是人們應該如何看待富貴貧賤。首先在實現富貴擺脫貧賤問題上，儒家主張要「以其道得之」和「以其道去之」，否則，則「不處」、「不去」。孔子有句名言：「飯疏食、飲水，曲肱而枕之，樂亦在其中矣！不義而富且貴，於我如浮雲。」更重要的是在儒家和孔子看來，富貴不是人生追求的終極價值。儒家不反對富貴，但只認為具有相對價值。孔子說：「富而可求也，雖執鞭之士，吾亦為之。如不可求，從吾所好。」富貴作為一種稀有的社會資源永遠不能為所有社會成員所擁有，但這樣一來，是不是大多數人就不能實現自己的人生價值了呢？儒家認為人生的終極價值不在於可見的富貴，而在於更高的精神價值的實現，也就是「仁」的實現。所以孔子盛讚顏回：「賢哉！回也。一簞食，一瓢飲，在陋巷。人不堪其憂，回也不改其樂。賢哉！回也。」孔子讚賞的難道是顏回困苦不堪的物質生活嗎？顯然不是，顏回為了追求自己精神境界的提高，而不在意物質生活的清苦，所以孔子兩贊「賢哉！」

一個擺脫了物欲之累、追求精神境界提升的人，在世人看來了不得的重大利益問題，都不再成為問題，達到了自由的境界，哪裡還會有身心疾患呢？這是儒家提高精神免疫力的精神修養方法。此外，還有道家的精神修養方法。由於儒、道兩家世界觀、價值觀的差異，其追求的精神價值的目標有所不同，但在把富貴等物質欲求看成並非終極價值目標上是完全一致的，而道家更主張擺脫物慾之累。如我們前面提到的「恬淡」、「虛無」和「無為」的境界。

「以上所說的五種過失，都是由於所學醫術不精深，又不懂得貴賤、貧富、苦樂人事的緣故啊！所以說：高明的醫生治病，必須知道天地陰陽，四時經絡，五臟六腑的相互關係，經脈的陰陽表裡，刺灸、砭石、毒藥所治療的主要病證。連絡人事的變遷，掌握診治的常規，貴賤貧富及各自不同的體質，詢問年齡的少長，分析個性的勇怯，再審察疾病的所屬部分，就可以知道疾病的根本原因；然後參考八正的時節，九候的脈象，診治就一定更精確。」

「**凡此五者，皆受術不通，人事不明也。故曰：聖人之治病也，必知天地陰陽，四時經紀，五臟六腑，雌雄表裡**[一]**，刺灸砭石，毒藥所主。從容人事，以明經道，貴賤貧富，各異品理**[二]**，問年少長，勇怯之理，審於分部，知病本始，八正九候，診必副矣。**」

[一] 雌雄表裡：此指經脈而言。如六陰為雌，六陽為雄，陽脈行表，陰脈行裡。

[二]「貴賤」兩句：指由於貴賤貧富的不同，其體質亦異。

「治病的關鍵，在於深察病人元氣的強弱，來尋求邪正變化的機理。假如不能切中，那麼過失就在於對表裡關係的認識。治療時，應該守數據治，不要搞錯取穴的理法。能這樣進行治療，可以一生不發生醫療過錯。若不知取穴的理法，妄施刺灸，就會使五臟鬱熱，六腑發生癰瘍。診病不能審慎，就是失去常規。謹守常規來治療，自然能與經旨相合。《上經》、《下經》二書，都是研究揆度陰陽奇恒之道的，五臟之病，表現於氣色，取決於顏色，能從望診上瞭解病的終始，可以無往而不勝。」

「治病之道，氣內爲寶[一]，循求其理。求之不得，過在表裡。守數據治，無失俞理。能行此術，終身不殆。不知俞理，五臟菀熱[二]，癰發六腑。診病不審，是謂失常。謹守此治，與經相明。《上經》《下經》，揆度陰陽、奇恒、五中[三]，決以明堂[四]，審於終始[五]，可以橫行[六]。」

[一] 氣內為寶：張介賓：「氣內，氣之在內者，即元氣也。」指察病人元氣的強弱是治病的關鍵。

[二] 菀熱：鬱熱。

[三] 五中：即五臟，因臟腑在體內故也稱「五中」。這裡指五臟的氣色。

[四] 明堂：為古時朝廷議政的大堂，一般位居皇宮中央。因鼻位居面部中央，故以明堂喻鼻。這裡泛指面部顏色。

[五] 終始：始為初病，終是現病。

[六] 橫行：遍行，自由行走。

【點評】

本節論述了治病應該避免「五過」，仔細全面地診察才能成為高明的醫生，提出「治病之道，氣內為寶」的重要原則，這也是養生之道應該遵循的。

靈樞

「壽夭剛柔」一

黃帝問少師說：「我聽說人的先天稟賦，有剛柔、強弱、長短、陰陽的區別，希望聽一下其中的道理。」

少師回答說：「就人體陰陽來說，陰當中還有陰，陽當中還有陽，只有瞭解陰陽的規律，才能很好的運用針刺方法，瞭解疾病發生的情況，才能在針刺時做出適當的手法，同時要認真地揣度發病的經過與四時變化的相應關係。人體的陰陽，在內合於五臟六腑，在外合於筋骨皮膚，所以人體內有陰陽，體外也有陰陽。在體內的，五臟為陰，六腑為陽；在體外的，筋骨為陰，皮膚為陽。因此，病在陰中之陰的，當刺陰經的滎輸；病在陽中之陽的，當刺陽經的合穴；病在陽中之陰的，當刺陰經的經穴；病在陰中之陽的，當刺陽經的絡穴。這是根據陰陽內外與疾病的關係，而選取針刺穴位的基本法則。陰陽也可以作為疾病的分類準則，病在陽經的叫風，病在陰經的叫痹，陰陽兩經都有病的叫風痹。病有形態變化而不疼痛的，屬於陽經一類；病無形態變化而疼痛的，屬於陰經一類。沒有形態變化而感到疼痛的，是陽經未受侵害，只是陰經有病，趕快在陰經取穴治療，不要攻治陽經；有形態變化而不感覺疼痛的，是陰經未受侵害，只是陽經有病，趕快在陽經取穴治療，不要攻治陰經。陰陽表裡都有病，忽然有形態變化，忽然又沒了，更加上心煩，叫陰病重於陽，這是所謂的不表不裡，預後不良。」

黃帝問於少師曰[二]：「余聞人之生也，有剛有柔，有弱有強，有短有長，有陰有陽，願聞其方。」

少師答曰：「陰中有陰，陽中有陽，審知陰陽，刺之有方，得病所始，刺之有理，謹度病端[三]，與時相應。內合於五臟六腑，外合於筋骨皮膚，是故內有陰陽，外亦有陰陽。在內者，五臟爲陰，六腑爲陽；在外者，筋骨爲陰，皮膚爲陽。故曰病在陰之陰者[四]，刺陰之滎輸；病在陽之陽者[五]，刺陽之合；病在陽之陰者[六]，刺陰之經；病在陰之陽者[七]，刺絡脈。故曰病在陽者命曰風，病在陰者命曰痹，陰陽俱病命曰風痹。病有形而不痛者，陽之類也；無形而痛者，陰之類也。無形而痛者，其陽完而陰傷之也，急治其陰，無攻其陽；有形而不痛者，其陰完而陽傷之也，急治其陽，無攻其陰。陰陽俱動，乍有形，乍無形，加以煩心，命曰陰勝其陽，此謂不表不裡，其形不久[八]。」

[一] 本篇主要論述人的體質有剛柔的不同，而「剛」和「柔」可以從形體的緩急、正氣的盛衰、骨骼的大小、肌肉的堅脆、皮膚的厚薄等方面進行分辨。體質剛柔不但與發病和治療密切相關，而且與人的壽命長短有著直接聯繫，因此觀察形氣是否相稱也可以預測壽命的長短。由於文中內容以「壽夭剛柔」為主，故以此名篇。本篇特別詳盡地論述了「形」與「氣」的關係。形氣是中醫學及中國哲學的一對重要範疇。中醫和中國哲學認為事物包含「形」、「氣」兩方面。「形」為事物的載體，「氣」為事物生存的動力，形氣應該和諧相稱。在兩者之中，氣是事物的本質，決定事物的性質和狀態以及存亡。因此，中醫學極為重視形氣的相稱、和諧。特別看重氣對人體生命的意義，強調氣對治療和養生的意義。

[二] 少師：相傳為黃帝之臣。

[三] 謹度（duó）病端：意謂慎重地推測疾病發生的原因。度，推測，衡量。端，有「本」、「始」的含義。

【四】病在陰之陰者：指病變部位在臟。內為陰，五臟為陰中之陰。

【五】病在陽之陽者：病變部位在皮膚。外為陽，皮膚為外之陽，故云「陽之陽」。

【六】病在陽之陰者：病變部位在筋骨。外為陽，筋骨為外之陰。

【七】病在陰之陽者：病變部位在腑。內為陰，六腑為陰中之陽。

【八】其形不久：即預後不良。

【點評】

本節論述了陰陽在人體及疾病分類和治療中的運用。

黃帝問伯高說：「我聽說形氣與發病有先後內外的相應關係，是什麼道理？」伯高回答說：「風寒外襲，先傷形體，憂恐忿怒的精神刺激，先傷內氣。氣逆傷了五臟之和，就會使五臟有病。寒邪侵襲形體，就會使肌表皮膚發病。風邪傷了筋脈，就會使筋脈發病。這就是形氣與疾病外內相應的關係。」

黃帝問於伯高曰[一]：「余聞形氣、病之先後、外內之應，奈何？」

伯高答曰：「風寒傷形，憂恐忿怒傷氣。氣傷臟，乃病臟。寒傷形，乃應形。風傷筋脈，筋脈乃應。此形氣外內之相應也。」

[一] 伯高：相傳為黃帝之臣。

〔點評〕

本節論述了形氣與疾病先後內外的關係。

黃帝問：「怎樣針刺治療呢？」

伯高回答說：「病九天的，刺三次可以好；病一個月的，刺十次可以好。病程時日的多少遠近，都可以根據三日一刺的標準來計算。經久不愈的痹證，根據血絡變化，盡力去掉淤血。」

黃帝又問：「人體在內在外的疾病，針刺難易的情況怎樣呢？」

伯高回答說：「形體先有病還未傳入內臟的，針刺的次數，可以根據已病的日數減半計算；內臟先有病而形體也有反應的，針刺的日數就要加倍。這就是疾病有內外、針治有難易的對應關係。」

黃帝曰：「刺之奈何？」

伯高答曰：「病九日者，三刺而已；病一月者，十刺而已。多少遠近，以此衰之[一]。久痹不去身者[二]，視其血絡，盡出其血。」

黃帝曰：「外內之病，難易之治，奈何？」

伯高答曰：「形先病而未入臟者，刺之半其日；臟先病而形乃應者，刺之倍其日。此外內難易之應也。」

[一] 以此衰之：意謂按比數遞減。馬元台：「人之感病不同，日數各有多少遠近，以此大略，病三日而刺一次者之法，等而殺之。」衰之，在此有「減少」的含義。

[二] 久痹不去身：病邪內閉，經久不愈。

九針之圖

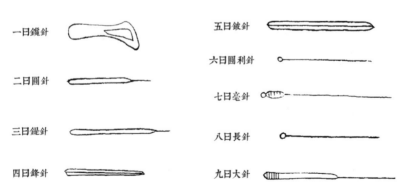

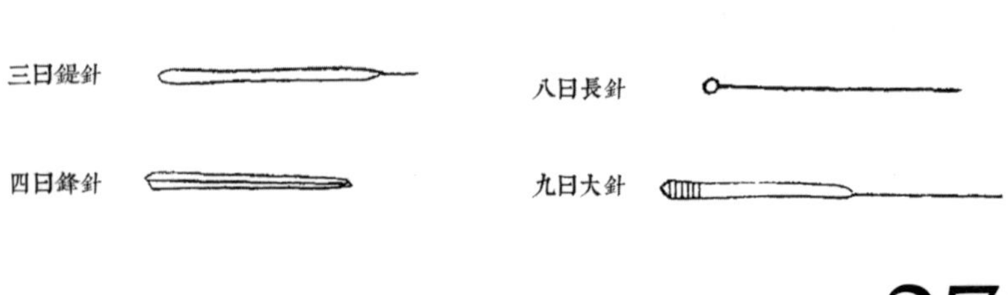

【點評】

本節論述遠近內外之病的不同刺法。

黃帝問伯高說：「我聽說人的外形有緩有急，正氣有盛有衰，骨骼有大有小，肌肉有堅有脆，皮膚有厚有薄，從這些怎樣來確定人的壽夭呢？」

伯高回答說：「外形與正氣相稱的多長壽，不相稱的多夭亡；皮膚與肌肉結合緊密的多長壽，不緊密的多夭亡；血氣經絡充盛勝過外形的多長壽，血氣經絡衰弱不能勝過外形的多夭亡。」

黃帝問於伯高曰：「余聞形有緩急，氣有盛衰，骨有大小，肉有堅脆，皮有厚薄，其以立壽夭，奈何？」

伯高答曰：「形與氣相任則壽[一]**，不相任則夭；皮與肉相裹則壽，不相裹則夭；血氣經絡勝形則壽**[二]**，不勝形則夭。」**

一 相任：相當，相稱。

二 勝形：血氣經絡不但與外形相稱，而且要更為強盛才能長壽。

【點評】

本節論述了形、氣、骨、肉、皮與壽夭的關係，提出了「形與氣相任則壽」的觀點，提示我們在養生中應該注意協調自己的形氣關係。

黃帝問：「什麼叫做形體的緩急？」

伯高回答說：「形體充實而皮膚柔軟的人，多長壽；形體充實而皮膚堅緊的人，多短命。形體充實而脈氣堅大的為順，形體充實而脈氣弱小的屬於氣衰，氣衰則很危險。如果形體充實而面部顴骨不突起的人，骨骼必小，骨骼小的多短命。形體充實而臂腿臀部肌肉突起堅實而有膚紋的，稱為肉堅，肉堅的人多長壽；形體充實而臂腿臀部肌肉沒有膚紋的，稱為肉脆，肉脆的人多短壽。這是自然界賦予人生命所形成的形體與生氣的自然狀態，可據此來判斷人的壽命長短。醫者，必須瞭解形體與生氣的狀態，然後可以臨床治病，判斷死生。」

黃帝曰：「**何謂形之緩急？**」

伯高答曰：「**形充而皮膚緩者則壽，形充而皮膚急者則夭。形充而脈堅大者順也，形充而脈小以弱者氣衰，衰則危矣。若形充而顴不起者骨小，骨小則夭矣。形充而大肉堅䐃而有分者肉堅**[一]**，肉堅則壽矣；形充而大肉無分理不堅者肉脆，肉脆則夭矣。此天之生命，所以立形定氣而視壽夭者。必明乎此，立形定氣，而後以臨病人，決死生。**」

[一] 䐃（jùn）：肌肉突起處。

〔點評〕

本節論述了形與皮、脈、骨、肉的狀態和關係及與壽夭的聯繫，提出了「立形定氣而視壽夭」的觀點，可供參考。

黃帝說：「我聽說人有壽夭，但無法推測。」

伯高回答說：「衡量人的壽夭，凡是面部肌肉陷下，而四周的骨骼顯露，不滿三十歲就會死的；再加上疾病影響，不到二十歲，就可能死亡。」

黃帝問：「怎樣從形與氣的相勝，去確定壽命長短呢？」

伯高回答：「健康人，正氣勝過形體的可以長壽；有病的人，形體肌肉很消瘦，即使其氣勝過形體，也是要死的；即使形體尚可，但元氣已衰，也很危險。」

黃帝曰：「余聞壽夭，無以度之。」

伯高答曰：「牆基卑，高不及其地者[一]，不滿三十而死；其有因加疾者，不及二十而死也。」

黃帝曰：「形氣之相勝，以立壽夭奈何？」

伯高答曰：「平人而氣勝形者壽；病而形肉脫，氣勝形者死，形勝氣者危矣。」

[一]「牆基卑」兩句：這是以比喻的方法來說明面部形態。牆基，在此指耳邊下部。地，指耳前肌肉。大意是說面部肌肉陷下，四周骨骼顯露。

【點評】

本節論述了預測壽夭的具體方法。

本神[一]

黃帝問岐伯：「針刺的法則，必須先研究病人的精神狀態。因為血、脈、營、氣、精、神，這都是五臟所藏的。至其失了正常，離開所藏之臟，五臟精氣走失，魂魄也飛揚了，志意也煩亂了，智慧和思考能力離開了自身，為什麼會這樣呢？是上天的懲罰呢，還是人為的過失呢？什麼是德、氣、生、精、神、魂、魄、心、意、志、思、智、慮？希望聽到其中的道理。」

岐伯回答說：「天賦予我們人類的是德，地賦予我們人類的是氣，由於天德下流與地氣上交，陰陽相結合，使萬物化生成形，人才能生存。所以，人體生命的原始物質，叫精；陰陽兩精相結合產生的生命活動，叫神；隨著神的往來活動而出現的知覺機能，叫魂；跟精氣一起出入而產生的運動機能，叫魄；可以支配外來事物的，叫心；心裡有所憶念而留下的印象，叫意；意念所在，形成了認識，叫志；根據認識而反覆研究事物的變化，叫思；因思考而有遠的推想，叫慮；因思慮而能定出相應的處理事物方法，叫智。」

黃帝問於岐伯曰：「凡刺之法，先必本於神[二]。血、脈、營、氣、精、神，此五臟之所藏也。至其淫泆離臟則精失[三]，魂魄飛揚[四]，志意恍亂[五]，智慮去身者，何因而然乎？天之罪與？人之過乎？何謂德、氣、生、精、神、魂、魄、心、意、志、思、智、慮[六]？請問其故。」

岐伯答曰：「天之在我者，德也；地之在我者，氣也。德流氣薄而生者也[七]。故生之來謂之精，兩精相搏謂之神[八]，隨神往來者謂之魂，並精而出入者謂之魄，所以任物者謂之心[九]，心之所憶謂之意，意之所存謂之志，因志而存變謂之思，因思而遠慕謂之慮，因慮而處物謂之智。」

[一] 本：這裡是動詞，探究本原、本質的意思。神：一般指精神活動，是心的主要功能，並主宰著整個人體的生命活動。廣義的神，還包括肝、肺、脾、腎等臟所主的魂、魄、意、志，以及思、慮、智、憶等精神思維活動在內。本篇對於精神活動的產生、變化，與五臟的關係，以及發病後的症狀表現等等，都一一作了闡述，特別提出「凡刺之法，先必本於神」的論點，故以《本神》名篇。神是中國文化和哲學的重要範疇之一。中醫學重視人身之神，在養生上強調「養神」；在治療上強調「治神」；醫學上的最高成就者稱為「神醫」。《內經》的很多篇章都有指示。

[二] 神：這是廣義的神，概括了人體整個生命活動現象。包括下文所講「血、脈、營、氣、精、神」等生理活動的內容。

[三] 淫泆（yì）：指七情過度，任性恣縱。泆，恣縱。

[四] 魂魄：魂，是精神活動之一。魄，是先天的本能，如感覺、運動等。《左傳．昭公七年》孔穎達疏：「形氣既殊，魂魄各異，附形之靈為魄，附氣之神為魂也。附形之靈者，謂初生之時，耳目心識，手足運動，啼呼為聲，此則魄之靈也；附氣之神者，謂精神性識，漸有所知，此則附氣之神也。」

[五] 志意恍亂：思想混亂，茫然無主。

[六] 德、氣：古代哲人認為萬物由天之氣、地之形和合化生。《管子．內業》：「凡人之生也，天出其精，地出其形，合此以為人。」有時天氣也稱為「天德」，包括上文所提到的精、神、魂、魄等。人死後，

精神魂魄又回到了天上，所以古人祭祀祖先，是相信祖先的靈魂在天上存在。現在的很多注家把德理解為四時氣候以及日光、雨露等自然界的正常變化。這樣理解雖然有其合理性，但與古人原意並不符合。

七　德流氣薄：在天之氣下流與在地之氣結合。薄，迫近，附著。

八　兩精相搏：張景嶽：「兩精者，陰陽之精也。搏，交結也。」即男女交媾，兩精結合。

九　任：負擔，主持。

〔點評〕

本節論述了人的生成在於天德與地氣的和合，並給出了精、神、魂、魄、心、意、志、慮的概念。

「因此，智者養生必定順著四時來適應寒暑的氣候，調和喜怒而安定起居，節制房事，調和剛柔，這樣，虛邪賊風就不能侵襲人體，自然可以延壽，不易衰老。」

「故智者之養生也，必順四時而適寒暑，和喜怒而安居處，節陰陽而調剛柔，如是則僻邪不至，長生久視⁻。」

⁻ 長生久視：是壽命延長，不易衰老之意。《呂氏春秋》有「莫不欲長生久視」，注云：「視，活也。」《老子．五十九章》有「是謂深根固柢，長生久視之道」。

〔點評〕

本節論述了養生的基本原則。

「所以過分的恐懼憂思，就會損傷心神，損傷心神就恐懼，使陰精流失不止。悲哀過度傷了內臟，會使氣機竭絕，喪失生命。喜樂過度，會致喜極氣散不能收藏。愁憂過度，就會使氣機閉塞，不能流暢。大怒，就會使神志昏迷，失去常態。恐懼過度，就會由於精神動盪而精氣不能收斂。」

「是故怵惕思慮者則傷神[一]，神傷則恐懼，流淫而不止[二]。因悲哀動中者，竭絕而失生[三]。喜樂者，神憚散而不藏[四]。愁憂者，氣閉塞而不行。盛怒者，迷惑而不治[五]。恐懼者，神蕩憚而不收[六]。」

[一] 怵（chù）惕：恐懼的樣子。怵，恐懼。惕，敬畏。

[二] 流淫而不止：張景嶽：「流淫謂流泄淫溢。如下文所云恐懼而不解則傷精，精時自下者是也。」

[三] 竭絕而失生：張景嶽：「悲則氣消，悲哀太甚則胞絡絕，故至失生。竭者絕之漸，絕則盡絕無餘矣。」

[四] 神憚（dàn）散而不藏：張景嶽：「喜發於心，樂散在外，暴喜傷陽，故神氣憚散而不藏。憚，驚惕也。」意謂神氣耗散而不能歸藏於心。

[五] 迷惑而不治：張景嶽：「怒則氣逆，甚者心亂，故至昏迷惶惑而不治。不治，亂也。」

[六] 蕩憚而不收：張景嶽：「恐懼則神志驚散，故蕩憚而不收。上文言喜樂者，神憚散而不藏，與此稍同。但彼云不藏者，神不能持而流蕩也；此云不收者，神為恐懼而散失也。所當詳辨。」

【點評】

本節論述了情志過極對神的損傷所造成的精神症狀以及生理病變，提示人們養神對於養生的重要意義。

「心過度恐懼憂思，就會傷神，神傷，就會時時恐懼不能自控，時間久了，肌肉消瘦，毛髮憔悴，面色異常，死在冬季。」

「心，怵惕思慮則傷神，神傷則恐懼自失，破䐃脫肉，毛悴色夭，死於冬。」

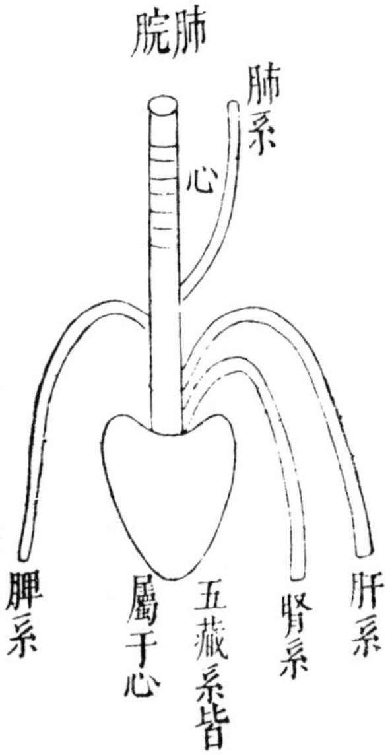

三才圖會．心圖

「脾過度憂愁不能解除，就會傷意，意傷，就會苦悶煩亂，手足乏力，不能抬起來，進而毛髮憔悴，面色異常，死在春季。」

「脾，愁憂不解則傷意，意傷則悗亂[一]，四肢不舉，毛悴色夭，死於春。」

[一] 悗（mèn）：悶也。胸膈苦悶。亂：煩亂。

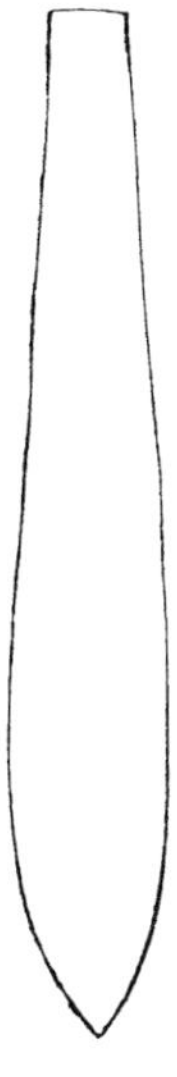

三才圖會．脾圖

「肝過度悲哀影響內臟，就會傷魂，魂傷，會出現精神紊亂症狀，導致肝臟失去藏血作用，使人陰器萎縮，筋脈攣急，兩脅不能舒張，進而毛髮憔悴，面色異常，死在秋季。」

「肝悲哀動中則傷魂，魂傷則狂忘不精，不精則不正，當人陰縮而攣筋，兩脅骨不舉，毛悴色夭，死於秋。」

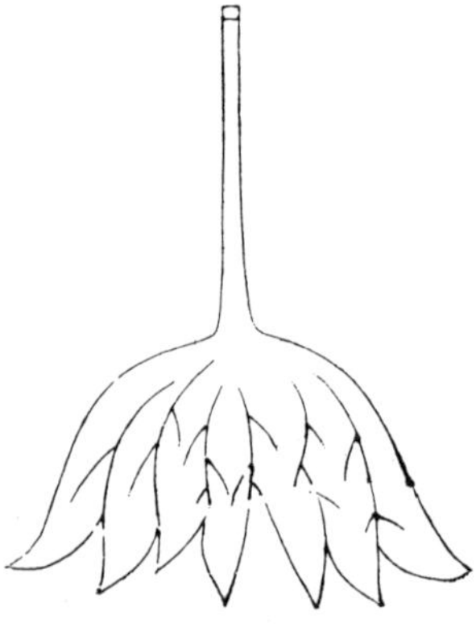

三才圖會．肝臟圖

「肺過度喜樂，就會傷魄，魄傷，會形成狂病，狂者思維混亂，不識舊人，皮膚枯槁，進而毛髮憔悴，面色異常，死在夏季。」

「肺喜樂無極則傷魄，魄傷則狂，狂者意不存人，皮革焦，毛悴色夭，死於夏。」

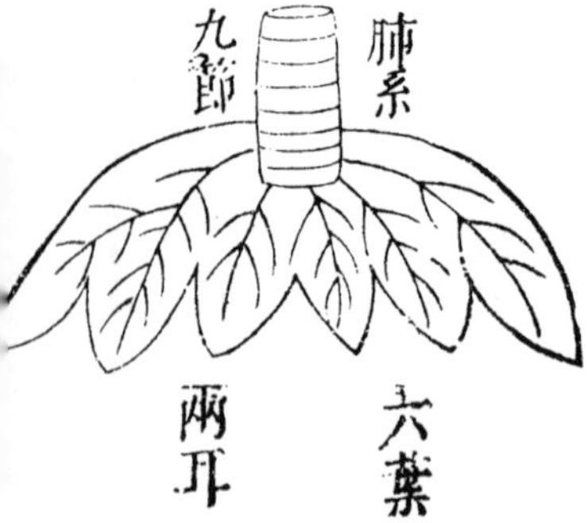

三才圖會．肺臟圖

「腎大怒不能遏止，就會傷志，志傷，就容易忘記自己說過的話，腰脊不能隨意俯仰，進而毛髮憔悴，面色異常，死在季夏。」

「腎盛怒而不止則傷志，志傷則喜忘其前言，腰脊不可以俯仰屈伸，毛悴色夭，死於季夏。」

「過度恐懼而無法解除，就會傷精，精傷，就會發生骨節酸痛和痿厥，並常有遺精。所以五臟是主藏精氣的，不可被損傷；傷了，就會使精氣失守，形成陰虛，陰虛則陽氣的化源斷絕，離死就不遠了。所以運用針刺的人，必定要觀察病人的形態，以瞭解他的精、神、魂、魄等精神活動的旺盛或衰亡，如果五臟精氣已經損傷，則不能再用針刺治療。」

「恐懼而不解則傷精，精傷則骨痠痿厥，精時自下。是故五臟主藏精者也，不可傷，傷則失守而陰虛，陰虛則無氣，無氣則死矣。是故用針者，察觀病人之態，以知精神魂魄之存亡，得失之意，五者以傷，針不可以治之也。」

〔點評〕

以上五節具體論述了情志過極對五臟的損傷所出現的精神症狀，以及引發的形體病變，並對病情嚴重者預測了死期。

「肝貯藏血，魂依附血液。肝氣虛，會恐懼；肝氣盛，容易發怒。脾貯藏營氣，意念依附營氣。脾氣虛，會使四肢運用不靈，五臟不能調和；脾氣壅實，會使腹部脹滿，大小便不利。心藏神，神寄附在血脈中。心氣虛，會悲傷；心氣太盛，會笑而不止。肺藏氣，魄依附在肺氣中。肺氣虛，會感到鼻塞，呼吸不便，氣短；肺氣壅實，會大喘，胸滿，甚至仰面而喘。腎藏精，意志依附精氣。腎氣虛，會手足厥冷，腎有實邪，會腹脹，並連及五臟不能安和。因此說：治病必須審察五臟病的症狀，以瞭解元氣虛實，從而謹慎地加以調治。」

「**肝藏血，血舍魂**[一]**。肝氣虛則恐，實則怒。脾藏營，營舍意。脾氣虛則四肢不用，五臟不安，實則腹脹，經溲不利**[二]**。心藏脈，脈舍神。心氣虛則悲，實則笑不休。肺藏氣，氣舍魄。肺氣虛，則鼻塞不利，少氣；實則喘喝，胸盈仰息。腎藏精，精舍志，腎氣虛則厥，實則脹，五臟不安。必審五臟之病形，以知其氣之虛實，謹而調之也。**」

〔一〕血舍魂：意即魂的功能憑依於血。舍，有住宿、寄居的含義。

〔二〕經溲不利：大小便不利。經，《甲乙經》作「涇」（jing）。《素問·調經論》王冰注：「經，大便；溲，小便也。」

〔點評〕

本節論述了五臟所藏及五臟虛實的不同病變。

終始[一]

大凡針刺的法則，全在《終始》篇裡。明確瞭解終始的意義，就必須以五臟為綱紀，可以確定陰經陽經的關係。陰經是與五臟相通，陽經是與六腑相通。陽經承受四肢的脈氣，陰經承受五臟的脈氣。所以瀉法是迎而奪之，補法是隨而濟之。知道迎隨補瀉的方法，可以使脈氣調和。而調和脈氣的關鍵，必定要明白陰陽的規律。五臟在內為陰，六腑在外為陽。要將刺法流傳於後世，必須嚴肅認真地對待，如同「以血為盟」一樣。重視此法會使它發揚光大，忽視此法能使其散失消亡。如果不懂裝懂，一定會危害人的生命。

凡刺之道，畢於《終始》。明知終始，五臟爲紀[二]，陰陽定矣。陰者主臟，陽者主腑。陽受氣於四末，陰受氣於五臟[三]。故瀉者迎之，補者隨之。知迎知隨，氣可令和。和氣之方，必通陰陽。五臟爲陰，六腑爲陽。傳之後世，以血爲盟[四]。敬之者昌，慢之者亡。無道行私，必得夭殃[五]。

[一] 終始：是中國古代哲學的重要範疇。中國哲學關注的是包括人類在內的天地萬物的生生化化，是關乎生命的學問。中國的醫學與哲學一樣，也是關乎生命的科學，而不僅僅是治病祛疾之術。生命是在時間中展開的過程，對於時間的關注，成為中國哲學和醫學的根本特徵。古人認為生命是在陽變陰合的大化流行中永不停息、循環往復的過程。標誌這一循環往復過程的範疇就是終始。生命活動以及生命活動過

程中正常和異常的變化，都有這種終而復始的規律。抓住了終始範疇就掌握了事物發展變化的關鍵。正如《大學》所說：「物有本末，事有終始，知所先後，則近道矣。」「終始」範疇見於《內經》的諸多篇章，是貫穿於《內經》中的重要思想線索之一。本篇篇首以「明知終始，五藏為紀」開端，篇末以六經終絕的症狀結尾，前後呼應，層次分明，以示讀者掌握這些自始至終的規律，所以篇名《終始》。本篇雖然不是專門論述養生，但把握「終始」概念，對於養生之道大有裨益。

二 五臟為紀：意謂「終始」的內容，以五臟為綱領。紀，總要。

三 「陽受氣」兩句：馬元台：「陽在外，受氣於四肢；陰在內，受氣於五臟。」四末，即四肢。

四 以血為盟：是古人盟誓時一種極其鄭重的儀式。即宰殺牲畜取血，由參加訂盟的人共同吸飲或塗於口旁，以此表示決不背信棄約。

五 無道行私，必得夭殃：張景嶽：「不明至道，而強不知以為知，即無道行私也。」夭殃，夭折死亡的禍害。

【點評】

本節論述了終始與五臟、陰陽的關係。

慎重地遵循天地陰陽變化規律，讓我談談針刺的終始意義吧！所謂終始，是以十二經脈為綱紀，從脈口、人迎兩部的脈象瞭解陰經陽經的脈象是實是虛，上下之脈是相應平衡還是不平衡。這樣，陰陽變化就大致掌握了。所謂平人，就是沒有病的人。無病人的脈口和人迎的脈象是和四時相應的；脈口，人迎互相呼應，往來不息；六經之脈搏動不止；人體上下內外，在寒溫不同的環境裡能夠保持平衡；形肉和血氣也能夠協調一致。這就是沒有病的人。氣虛的人，脈口、人迎的脈象細小，而尺膚和脈象不相稱。像這樣，就是陰陽都不足的病證。補陽就會使陰氣衰竭，瀉陰就會使陽氣亡脫。這樣的病人，只可以用緩劑補養，不能用峻猛的藥物攻瀉。這種病證也不能用灸法。因為病未愈，而用瀉法，那就會敗壞五臟真氣。

謹奉天道，請言終始！終始者，經脈爲紀，持其脈口人迎，以知陰陽，有餘不足，平與不平。天道畢矣。所謂平人者不病。不病者，脈口人迎應四時也，上下相應而俱往來也，六經之脈不結動也，本末之寒溫之相守司也，形肉血氣必相稱也。是謂平人。少氣者，脈口人迎俱少而不稱尺寸也。如是者，則陰陽俱不足。補陽則陰竭，瀉陰則陽脫。如是者，可將以甘藥，不可飲以至劑。如是者，弗灸。不已者，因而瀉之，則五臟氣壞矣。

【點評】

本節論述了終始範疇用於脈診以判斷健康與疾病的指導意義。

大凡針刺的法則，必須診察患者的形氣。形肉雖然不顯消瘦，但是氣短，脈又躁動而快，出現了躁動而且快的脈象，就應當採用繆刺法。使耗散的真氣可以收住，積聚的邪氣可以散去。在針刺時，醫生就好像深居靜處，只與神往來；又像閉戶塞窗，意識不亂。念頭單純，心神一貫，精氣不分，聽不到旁人的聲音，從而使精神內守，專一地集中在針刺上。淺刺留針，或微撚提針，以轉移病人的精神緊張，直到針下得氣為止。針刺之時，男子淺刺候氣於外，女子深刺候氣於內，堅拒正氣不使之出。嚴防邪氣不使之入，這叫做得氣。

凡刺之法，必察其形氣。形肉未脫，少氣而脈又躁，躁疾者，必爲繆刺之。散氣可收，聚氣可布[一]。深居靜處，占神往來；閉戶塞牖，魂魄不散。專意一神，精氣之分，毋聞人聲，以收其精，必一其神，令志在針。淺而留之，微而浮之，以移其神，氣至乃休。男內女外，堅拒勿出。謹

守勿內，是謂得氣。

一 散氣可收，聚氣可布：楊上善：「繆刺之益，正氣散而收聚，邪氣聚而可散也。」

【點評】

本節論述了診察形氣對於刺法的意義，特別是調整好醫家之神，對病人之神發生積極影響，從而使針刺獲得最佳的效果。精神內守、心平氣和的調神方法也是養生的重要方法，本節具體論述養神的內容也頗具啟迪意義。

【營衛生會】

黃帝問岐伯說：「人的精氣來自哪裡？陰和陽在哪裡會合？什麼叫做營氣？什麼叫做衛氣？營衛之氣是從哪裡產生的？衛營之氣在哪裡會合？老年人和壯年人氣的盛衰不同，晝夜氣行的位置各異，我希望聽聽會合的道理。」

岐伯回答說：「人的精氣，來源於飲食物。當飲食入胃，它的精微就傳給了肺臟，五臟六腑都因此接受了營養。其中清的稱為營氣，濁的稱為衛氣。營氣運行於脈中，衛氣運行於脈外。在周身運行不休，營衛各運行五十周次又會合。陰陽相互貫通，如環周一樣沒有開頭。衛氣行於陰分二十五周次，又行於陽分二十五周次，晝夜各半。所以衛氣的循行，從屬陽的頭部起始，到手足陰經為止。所以說：衛氣行於陽經，中午陽氣最盛，稱為重陽；夜半行於陰經，陰氣最盛，稱為重陰。太陰主管人體內部，太陽主管人體外部，營衛在其中各運行二十五周次，都是以晝夜來劃分的。半夜是陰氣最盛的時候，夜半以後陰氣漸衰，黎明陰氣衰退而陽氣繼起。中午陽氣最盛，日落而陽氣衰退。當日入黃昏，陽氣已盡而陰氣繼起。到夜半，營衛之氣始相會合，這時人們都入睡，這叫合陰。到黎明陰氣衰盡，而陽氣又繼起了。如此循行不止，和自然界日月運行的道理一致。」

黃帝問於岐伯曰：「人焉受氣？陰陽焉會？何氣爲營？何氣爲衛？營安從生？衛於焉會？老壯不同氣，陰陽異位，願聞其會。」

岐伯答曰：「人受氣於穀。穀入於胃，以傳於肺，五臟六腑，皆以受氣。其清者爲營，濁者爲衛[二]。營在脈中，衛在脈外。營周不休，五十而復大會。陰陽相貫，如環無端。衛氣行於陰二十五度，行於陽二十五度，分爲晝夜。故氣至陽而起，至陰而止。故曰：日中而陽隴爲重陽，夜半而陰隴爲重陰。故太陰主內，太陽主外，各行二十五度，分爲晝夜。夜半爲陰隴，夜半後而爲陰衰，平旦陰盡，而陽受氣矣。日中爲陽隴[三]，日西而陽衰，日入陽盡而陰受氣矣。夜半而大會，萬民皆臥，命曰合陰，平旦陰盡而陽受氣。如是無已，與天地同紀。」

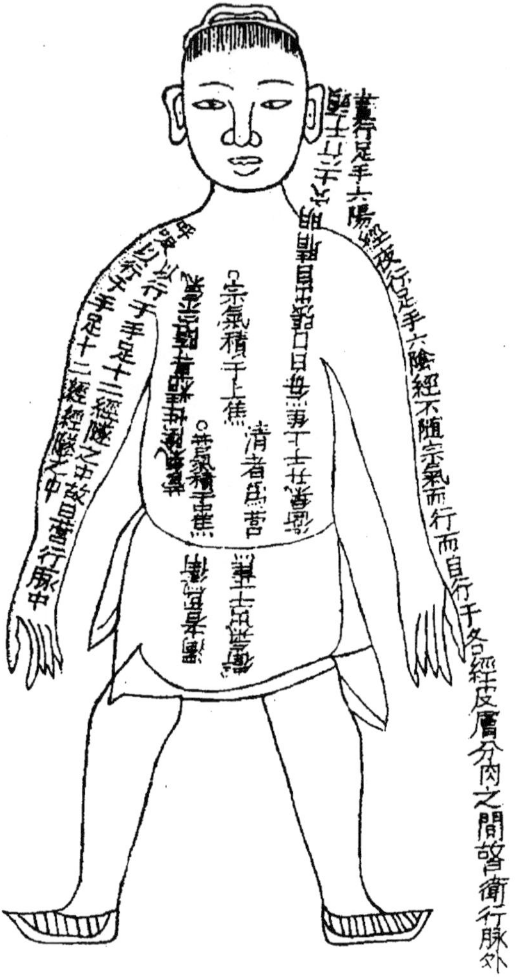

三才圖會‧宗榮衛三氣所生圖

一 營衛來源於水穀，生成於脾胃，分為兩條道路：清純的為營氣，行於脈中；慓悍的為衛氣，行於脈外。一晝夜之間，兩者各行於陽二十五周次，行於陰亦二十五周次，當黎明與日落的時候，交相出入，至半夜大會於手太陰。由於本篇主要論述營衛的生成和會合，故命名《營衛生會》。本書僅選注論營衛生成及其與睡眠關係的部分內容。

二 清者為營，濁者為衛：張景嶽：「穀氣出於胃，而氣有清濁之分。清者，水穀之精氣也；濁者，水穀之悍氣也。諸家以上下焦言清濁者皆非。清者屬陰，其性精專，故化生血脈，而周行於經隧之中，是為營氣；濁者屬陽，其性慓疾滑利，故不循經絡，而直達肌表，充實於皮毛分肉之間，是為衛氣。」

三 隴：隆盛的意思。

〔點評〕

本節論述了營衛之氣的概念、生成及運行規律。

黃帝問：「老人往往夜裡入睡困難，是什麼氣使他這樣呢？青壯人白天往往不睡覺，是什麼氣使他這樣呢？」

岐伯回答說：「壯年人的氣血充盛，肌肉滑潤，氣道通暢，營氣衛氣的運行不失常規，所以白天神氣清爽，夜裡睡得香。老人的氣血衰退，肌肉消瘦，氣道澀滯，五臟之氣損耗，營氣衰少，衛氣內乏，所以白天神不清爽，夜裡也不易入睡。」

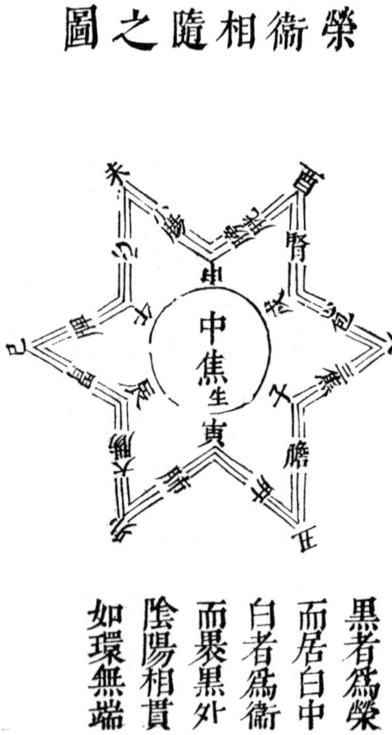
榮衛相隨之圖
中焦
黑者為榮
而居白中
白者為衛
而裹黑外
陰陽相貫
如環無端

三才圖會‧榮衛相隨之圖

黃帝曰：「老人之不夜瞑者，何氣使然？少壯之人不晝瞑者，何氣使然？」

岐伯答曰：「壯者之氣血盛，其肌肉滑，氣道通，營衛之行，不失其常，故晝精而夜瞑〔一〕。老者之氣血衰，其肌肉枯，氣道澀，五臟之氣相搏，其營氣衰少而衛氣內伐〔二〕，故晝不精，夜不瞑。」

〔一〕精：此指神清氣爽，精神飽滿。

〔二〕伐：衰敗。

【點評】

本節論述了老人「不夜瞑」（失眠）和青壯年「晝精夜瞑」的機理。中醫學認為睡眠與清醒和營衛之氣的循行有關。衛氣晝行於陽，夜行於陰。行於陽則精（清醒），行於陰則瞑（睡眠）。青壯年營衛之氣運行正常，所以依照自然規律「晝精夜瞑」，而老人由於生理機能衰退，所謂「氣血衰，其肌肉枯，氣道澀，五臟之氣相搏」，而致營衛運行失常，特別是衛氣不能按時出陰入陽，出陽入陰，而致夜晚睡眠困難，同時白天精神也不清醒。這是營衛陰陽錯亂導致的。青壯年營衛之氣的循行完全依照陰陽的規律，所以「晝精夜瞑」，陰陽分明；而老人營衛之氣的循行已經不能完全依照陰陽的規律，所以「晝不精，夜不瞑」，陰陽混淆。當然，老人的這種情況還有程度的差異，輕微的問題，注意調整，問題不大；嚴重的，就會危及健康甚至生命了，需要及時治療。另外，中醫認為睡眠還與陰、陽二脈有關，因為二脈交會於目銳眥。「陰陽，陰陽相交，陽入陰，陰出陽，交於目銳眥。陽氣盛則瞋目，陰氣盛則瞑目。」（《靈樞·寒熱病》）

決氣（一）

黃帝問：「我聽說人身有精、氣、津、液、血、脈，我本來以為它是一氣，現在卻分為六種名稱，我不知道為什麼要這樣分？」

岐伯說：「男女交媾，合和而結成新的形體，這種產生形體的物質在形體之先，叫精。」

「什麼叫做氣呢？」

岐伯說：「從上焦開發，發散五穀精微，溫和皮膚，充實形體，潤澤毛髮，像霧露滋潤草木一樣，叫氣。」

「什麼叫津呢？」

岐伯說：「腠理發洩，出的汗很多，叫津。」

「什麼叫做液呢？」

岐伯說：「穀物入胃，氣充滿全身，濕潤的汁液滲到骨髓，使骨骼關節屈伸自如。滲出的部分，在內補益腦髓，在外潤澤皮膚，叫液。」

「什麼叫血呢？」

岐伯說：「中焦脾胃納受食物，吸收汁液的精微，經過變化而成紅色的液質，叫血。」

「什麼叫脈呢？」

岐伯說：「像設堤防一樣限制著氣血，使它無所回避和妄行，叫脈。」

黃帝曰：「余聞人有精、氣、津、液、血、脈，余意以爲一氣耳，乃辨爲六名，余不知其所以然。」

岐伯曰：「兩神相搏[二]，合而成形，常先身生，是謂精。」

「何謂氣？」

岐伯曰：「上焦開發，宣五穀味，熏膚，充身、澤毛，若霧露之溉，是謂氣。」

「何謂津？」

岐伯曰：「腠理發洩，汗出溱溱[三]，是謂津。」

「何謂液？」

岐伯曰：「穀入氣滿，淖澤注於骨，骨屬屈伸。泄澤[四]，補益腦髓，皮膚潤澤，是謂液。」

「何謂血？」

岐伯曰：「中焦受氣取汁，變化而赤，是謂血。」

「何謂脈？」

岐伯曰：「壅遏營氣[五]，令無所避，是謂脈。」

[一] 本篇以「一氣」分為精、氣、津、液、血、脈六氣，並從它們各自的生理功能和病變特徵上進行了論述，故以《決氣》名篇。最後所說「五穀與胃為大海」是說水穀精微與脾胃消化吸收，乃是六氣化生的源泉。

[二] 兩神相搏：張景嶽：「兩神，陰陽也。搏，交也。」指男女交媾。

三 溱溱（zhēn）：汗出貌。

四 澤：滲出而滋潤。

五 雍遏：張景嶽：「雍遏者，堤防之謂，猶道路之有封疆，江河之有涯岸。俾營氣無所回避，而必行其中者，是謂脈。」

〔點評〕

本節闡釋了精、氣、津、液、血、脈的概念。

黃帝問：「六氣在人體的有餘不足，如精氣的多少，津液的虛實，血脈的清濁，怎樣才知道呢？」

岐伯說：「精虛的，會耳聾；氣虛的，會目不明；津虛的，會腠理開，大量出汗；液虛的，會骨節屈伸不利，面色無華，腦髓不充，小腿發酸，常耳鳴；血虛的，膚色蒼白，晦暗無光；脈虛的，脈象空虛無神。這就是六氣有餘不足的主要表現。」

黃帝曰：「六氣者，有餘不足，氣之多少，腦髓之虛實，血脈之清濁，何以知之？」

岐伯曰：「精脫者，耳聾[一]；氣脫者，目不明[二]；津脫者，腠理開，汗大泄[三]；液脫者，骨屬屈伸不利，色夭，腦髓消，脛痠，耳數鳴；血脫者，色白，夭然不澤；脈脫者，其脈空虛。此其候也。」

[一] 精脫者，耳聾：腎藏精，開竅於耳，所以精脫則耳聾。

[二] 氣脫者，目不明：張志聰：「目之精明五色，氣之華也，故氣脫者目不明。」

[三] 津脫者，腠理開，汗大泄：汗為陽津，腠理疏泄而不能固密，則大汗不止。

【點評】

本節論述了精、氣、津、液、血、脈六氣虛脫的病變。

黃帝問道：「六氣的主次是怎樣的？」

岐伯說：「六氣各有它所主的臟器，其主次主要是從它們發揮的作用來劃分的，但六氣的來源都是以五穀和胃作為資生的源泉。」

黃帝曰：「六氣者，貴賤何如？」

岐伯曰：「六氣者，各有部主也[一]，其貴賤善惡，可爲常主，然五穀與胃爲大海也。」

[一] 各有部主：張景嶽：「部主，謂各部所主也。如腎主精，肺主氣，脾主津液，肝主血，心主脈也。」

【點評】

本節論述了六氣作用的主次。

「陰陽清濁」

黃帝問：「我聽說人體的十二經脈，和地上的十二經水相應。那十二經水五色不同，清濁也不同，而人體的血氣如一，說它和十二經水相應，是怎麼回事呢？」

岐伯說：「人體的血氣，如果能夠如一，那麼，天下的一切，就都可以為一，怎麼會發生混亂呢？」

黃帝說：「我問的是一個人的經脈血氣，不是問天下眾人的事情。」

岐伯說：「在一個人身體內有亂氣，天下的眾人，也有亂人，道理是一個。」

黃帝曰：「余聞十二經脈，以應十二經水者。其五色各異，清濁不同，人之血氣若之，應之奈何？」

岐伯曰：「人之血氣，苟能若一，則天下爲一矣，惡有亂者乎。」

黃帝曰：「余問一人，非問天下之眾。」

岐伯曰：「夫一人者，亦有亂氣，天下之眾，亦有亂人，其合爲一耳。」

一 本篇從所受飲食物「質」的區別，分析其所化生的精氣有清有濁，並根據經脈的屬性，說明陰經中是清氣，陽經中是濁氣。但進一步分析，清中還有清濁，濁中也有清濁。如果清濁混淆，上下異位，便會形成亂氣致病。篇中以陰陽經與清濁氣為主題，故名為《陰陽清濁》。

〔點評〕

本節論述了血氣循行如一是健康的前提。

黃帝說：「我希望聽聽到你談談體內的清氣和濁氣。」

岐伯說：「人吃的穀物是濁氣，吸的空氣是清氣。清氣注入陰，濁氣注入陽。由水穀濁氣化生的清氣，上出於咽喉；在清氣內的濁氣則下行。若清濁升降失常，互相干擾，就叫亂氣。」

黃帝曰：「願聞人氣之清濁。」

岐伯曰：「受穀者濁，受氣者清[一]。清者注陰，濁者注陽。濁而清者，上出於咽；清而濁者，則下行。清濁相干，命曰亂氣。」

[一] 受穀者濁，受氣者清：接受飲食物所化生的稠厚精氣稱「濁」，稀薄精氣稱「清」。另外，張景嶽認為濁氣指穀氣，清氣指天氣。

〔點評〕

本節論述了人氣有清濁，清濁各走其道，不得相干，相干則清濁升降失常，氣亂為病。

黃帝問：「陰清陽濁，濁中有清氣，清中有濁氣，清氣、濁氣怎樣區別呢？」

岐伯說：「氣的大致區別是，清氣向上注入肺臟，濁氣向下流入胃腑。胃中化生的清氣，上出於口；肺中所含的濁氣，向下注入經脈，在內積聚在氣海中。」

黃帝曰：「夫陰清而陽濁，濁者有清，清者有濁，清濁別之奈何？」
岐伯曰：「氣之大別，清者上注於肺，濁者下走於胃。胃之清氣，上出於口，肺之濁氣，下注於經，內積於海。」

【點評】

本節論述了陰陽清濁的區別。

黃帝問：「諸陽經都是濁氣所在，哪個陽腑濁氣最多呢？」
岐伯說：「手太陽小腸接受的濁氣最多，手太陰肺接受的清氣最多。清氣上走於孔竅，濁氣下行於各經脈。五臟受納的都是清氣，只有足太陰脾接受胃中之濁氣。」

黃帝曰：「諸陽皆濁，何陽濁甚乎？」

岐伯曰：「手太陽獨受陽之濁，手太陰獨受陰之淸。其淸者上走空竅，其濁者下行諸經。諸陽皆淸，足太陰獨受其濁。」

〔點評〕

本節論述了手太陽獨受陽之濁，手太陰獨受陰之清，及足太陰獨受其濁。

黃帝問道：「清濁之氣，應怎樣調治呢？」

岐伯說：「清氣滑利，濁氣澀滯，這是氣的正常情況。因此，針刺陰臟的病，深刺而留針；針刺陽腑的病，淺刺而快出針；如果清濁之氣互相干擾，根據情況，進行調治。」

黃帝曰：「治之奈何？」

岐伯曰：「清者其氣滑，濁者其氣澀，此氣之常也。故刺陰者，深而留之；刺陽者，淺而疾之；清濁相干者，以數調之也。」

【點評】

本節論述了清濁之氣的調治。

【五變[一]】

黃帝問少俞：「我聽說各種疾病開始時，必定由風雨寒暑外感引起，邪氣沿著毫毛而進入腠理。或傳變，或留止，或形成風腫而出汗，或發為消癉，或寒熱往來，或成為久痹，或形成積聚。不正的邪氣散漫於體內，以致病證難以盡數，希望聽聽其中的緣故。至於同時得病，有的生這種病，有的生那種病，我認為是自然界氣候對人的影響不同，否則，為什麼發生的病變各不相同呢？」

少俞說：「自然界發生的風，不會偏私某個人。它普遍吹動，公平正直，觸犯它，就會得病；避開它，就沒有危險。不是風邪找人，是人自己去觸犯它，才生病的。」

黃帝問於少俞曰：「余聞百疾之始期也，必生於風雨寒暑，循毫毛而入腠理。或復還，或留止，或爲風腫汗出，或爲消癉，或爲寒熱，或爲留痹，或爲積聚。奇邪淫溢，不可勝數，願聞其故。夫同時得病，或病此，或病彼，意者天之爲人生風乎，何其異也？」

少俞曰：「夫天之生風者，非以私百姓也。其行公平正直，犯者得之，避者得無殆，非求人而人自犯之。」

一　本篇主要討論疾病和體質的關係。文中列舉了風、痹、消癉、寒熱、積聚五種病症患者的不同體質類型及其發病機制，並以刀斧伐木的五種變化情況作比喻，來說明內因、外因之間的關係。發病的內因在於「骨節皮膚腠理之不堅固」，因而外邪易於侵入，提示人們積極養生，以使骨節堅固、腠理緻密，邪不得入。篇末有「五變之紀」為結束語，實即以「五變」作為論述的綱要，故以《五變》名篇。

【點評】

本節闡明疾病的由來在於養生不慎，觸犯外邪。

黃帝說：「同一時候遇到風，又同時得了病，可是病情不一樣，希望知道其中的原因。」

少俞說：「問得很好！讓我拿匠人來比喻吧。匠人磨斧、磨刀，砍削木材。樹木的陰面陽面，有堅硬與脆薄的區別。堅者不易砍入，脆者容易裂開，遇到結節，能夠損壞刀斧。就木材說，堅脆不一樣，堅硬的就強，脆薄的易折。何況木材種類不同，外皮的厚薄，內含汁液的多少，也各不相同呢。像那早開花先生葉的，遇到春霜烈風，就會花落而葉萎。或久經暴曬，大旱，脆弱皮薄的木材，枝條中含的水分少了，而致樹葉枯萎。或久經陰天，陰雨連綿，木材薄皮而多含水分的，就會樹皮潰爛滲水。或遭到狂風暴起，就會使剛脆的樹木，樹枝折斷，樹幹損傷。或遇到秋霜疾風，就會使剛脆的樹木，樹根搖動，樹葉零落。以上這五種木材的情況，分別有不同的傷損，何況人呢？」

黃帝曰：「一時遇風，同時得病，其病各異，願聞其故。」

少俞曰：「善乎哉問！請論以比匠人。匠人磨斧斤，礪刀削，斫材木。木之陰陽，尚有堅脆。堅者不入，脆者皮弛。至其交節，而缺斤斧焉。夫一木之中，堅脆不同。堅者則剛，脆者易傷。況其材木之不同，皮之厚薄，汁之多少，而各異耶。夫木之早花先生葉者，遇春霜烈風，則花落而葉萎。久曝大旱，則脆木薄皮者，枝條汁少而葉萎。久陰淫雨，則薄皮多汁者，皮潰而漉。卒風暴起，則剛脆之木，枝折杌傷[一]。秋霜疾風，則剛脆之木，根搖而葉落。凡此五者，各有所傷，況於人乎。」

[一] 杌（wù）：張景嶽：「木之無枝者也。」此指樹幹。

黃帝說：「將人和樹木相比，是怎樣的？」

少俞回答說：「樹木所受的損傷，都是樹枝受傷。如果樹枝剛實堅硬，就未必受到損傷。人經常有病，也是因為它的骨節皮膚腠理不堅固，往往是病邪所留止的地方，所以經常有病。」

黃帝曰：「以人應木奈何？」

少俞答曰：「木之所傷也，皆傷其枝。枝之剛脆而堅，未成傷也。人之有常病也，亦因其骨節皮膚腠理之不堅固者，邪之所舍也，故常為病也。」

【點評】

「正氣存內，邪不可乾」，保養好身體是抗禦一切疾病的法寶。不要企圖在既病之後，仰賴醫藥；否則只能如張仲景所云「欽望巫祝，告窮歸天，束手受敗」。

【本臟】

黃帝問岐伯：「人體的血氣精神，是養生而使性命存續的物質。人的經脈是運行血氣，轉輸清濁之氣，濡潤筋骨，滑利關節的；人的衛氣是溫養肌肉，充養皮膚，肥盛腠理，管理皮膚腠理開合的；人的志意是駕馭精神，收聚魂魄，適應寒溫變化，調節情緒的。所以血脈調和則經脈流行，營養周身內外，筋骨強勁，關節滑利。衛氣調和則分肉感到舒暢滑利，皮膚和柔，腠理緻密。志意和順則精神專一，魂魄不散漫，悔怒不妄起，五臟不受邪氣侵襲。適應氣候的寒溫變化，則六腑能正常運化水穀，不致發生風痹，經脈暢通，四肢關節活動正常。這些都是人體協調的常態。五臟是儲藏精神血氣魂魄的；六腑是運化穀物而布散津液的。這些都是人天然的稟受，不論愚智賢不肖，沒有不同的。但有的人獨享大壽，未發生過什麼疾病，直到百歲，身體不衰，雖然遇到了風雨、暴冷、大暑的氣候，也不能損害其健康；還有的人從不離開屏風、室內，也沒遭到驚恐害怕的事，但仍然免不了生病，這是為什麼？希望能知道其中的緣故。」

黃帝問於岐伯曰：「人之血氣精神者，所以奉生而周於性命者也[二]。經脈者，所以行血氣而營陰陽，濡筋骨，利關節者也；衛氣者，所以溫分肉，充皮膚，肥腠理，司開闔者也[三]；志意者，所以御精神，收魂魄，適寒溫，和喜怒者也。是故血和則經脈流行，營復陰陽，筋骨勁強，關

節清利矣。衛氣和則分肉解利，皮膚調柔，腠理緻密矣。志意和則精神專直[四]，魂魄不散，悔怒不起，五臟不受邪矣。寒溫和則六腑化穀，風痹不作，經脈通利，肢節得安矣。此人之常平也。五臟者，所以藏精神血氣魂魄者也；六腑者，所以化水穀而行津液者也。此人之所以具受於天也，無愚智賢不肖，無以相倚也[五]。然有其獨盡天壽，而無邪僻之病，百年不衰，雖犯風雨卒寒大暑，猶有弗能害也；有其不離遮罩室內[六]，無怵惕之恐，然猶不免於病，何也？願聞其故。」

一　本：動詞，探求本源之意，「本臟」的字面意思就是探求五臟的本源。本篇首先概要指出了血氣、精神、衛氣、經脈、五臟、六腑的生理功能。其次，從小大、高下、堅脆、端正偏斜、長短、厚薄、結直、緩急方面詳論了五臟六腑的形態特點及其與疾病發生的關係。認為臟腑的大小形態位置結構與人體健康與否存在著直接的關係，而且不同形態結構的臟腑在體表對應有不同的形態結構。由此認為人的素體稟賦的強弱以五臟六腑為本，人體外在組織的強弱，也是淵源於內在的臟腑。本文認為人體發病與否的關鍵不在於外邪的侵襲，而在於人的體質的強弱。這是對「邪之所湊，其氣必虛」，與「正氣存內，邪不可干」的具體說明。基於對生理功能的這種認識，所以在發病時，可以「視其外應，以知其內臟，則知所病矣」。這些成為中醫診斷學「有諸內，必形諸外」及「從外以知內」的基本觀點的理論來源。可見臟腑是健康與疾病的根本，故以《本臟》名篇。

二　奉生：養生。周：合。

三　司開闔：主管皮膚腠理之開合。

四　精神專直：精神專一而正。《易傳．繫辭》：「其靜也專，其動也直。」

五 倚：異，不同。

六 遮罩：屏風。

岐伯回答說：「你問得很難回答啊！五臟，與天地相參，陰陽相配，與四時五季的變化相應。五臟本來有小大、高下、堅脆、端正偏傾等不同；六腑也有小大、長短、厚薄、曲直、緩急等差異。這二十五種變化，各不相同，或善或惡，或吉或凶。」

岐伯對曰：「窘乎哉問也！五臟者，所以參天地，副陰陽[一]**，而連四時，化五節者也**[二]**。五臟者，固有大小、高下、堅脆、端正偏傾者；六腑亦有小大、長短、厚薄、結直、緩急。凡此二十五者**[三]**，各不同，或善或惡，或吉或凶。」**

一 副：本意為助理，此作配合、符合解。

二 化五節：張景嶽：「化五節者，應五行之節序而為之變化也。」也就是五臟各與五季（春、夏、長夏、秋、冬）的五行變化相應。

三 二十五者：指五臟各有大小、堅脆、高下、端正偏傾等不同情況，合為二十五種。

【點評】

本節所論人或病或不病概與個人的身體素質密切相關。本文從五臟的大小、堅脆、高下、偏正等二十五種變化方面作了論述。鑒於原文內容複雜，且與養生內容關係不大，本書為選錄。說到身體素質，很多人以為是天生的，身體素質雖然有先天的因素，但更重要的是後天的調養。先天身體素質較好的人如果不注意保養，日久也會變得很差；反之，即使先天稟賦不足，注意後天調養，身體素質也會漸漸好轉。這就是養生的意義所在。

【天年】

黃帝問岐伯說：「人在生命開始的時候，是以什麼為基礎？以什麼作為外衛？失去什麼就會死亡？得到什麼才會生存呢？」

岐伯說：「以母為基礎，以父為外衛。沒了神氣就會死亡，有了神氣才能生存。」

黃帝問：「什麼叫神呢？」

岐伯說：「血氣已經和調，榮衛已經通暢，五臟已經形成，神氣潛藏於心，魂魄具備了，就成為人。」

黃帝問於岐伯曰：「願聞人之始生，何氣築爲基？何立而爲楯？何失而死？何得而生？」

岐伯曰：「以母爲基，以父爲楯[二]。失神者死，得神者生也。」

黃帝曰：「何者爲神？」

岐伯曰：「血氣已和，榮衛已通，五臟已成，神氣舍心[三]，魂魄畢具，乃成爲人。」

[一] 天年：天賦之年，人應有的自然壽命。本篇從父精母血的合和開始，論述了人的生成，在於血氣和、營衛通、五臟成以及神氣舍心，魂魄畢具。並以十年為一個階段論述了各個時期人的生理特點。隨著氣血的盛衰，人的生理機能表現出由稚嫩到盛壯再到衰弱的變化規律。詳盡地揭示人的形成和生長衰老過

程。重點論述了人的壽夭與血氣的盛衰、臟器的強弱、皮膚緻密、肌肉解利，以及營衛運行的不失其常等因素有關。因本篇論述了從出生到百歲整個生命過程中生理上、體態上、性格上的變化，從而說明防止衰老以及攝生防病的重要意義，故以《天年》名篇。

二 以母為基，以父為楯（shǔn）：人體胚胎的形成，全賴父母精氣的結合而成。根據陰主內、陽主外的功能特性，認為陰血在內為基質，陽氣在外為外衛，陰陽互根，從而促成了胚胎的生長發育，故曰以母為基，以父為楯。基，張景嶽：「基，址也。」就是基礎，或基質。楯，就是欄檻。在此比喻捍衛的功能。《說文》段注：「欄檻者，今之欄杆是也，縱曰檻，橫曰楯。」

三 神氣舍心：即神氣舍藏於心。舍，止，藏。

〔點評〕

本節論述人的生成在於父精母血的和合，生命的標誌在於神，「得神者生」。

黃帝說：「人的年歲長短各不相同，有的命短，有的壽長，有的突然死亡，有的患病日久，希望聽到其中的道理。」

岐伯說：「五臟形質堅固，血脈和順協調。肌肉滑潤，皮膚細密。營衛之氣的運行，不背離常規。呼吸徐緩，經氣循度而行。六腑消化穀物，津液布散周身。以上各方面，都能正常活動，壽命就能長久。」

黃帝曰：「人之壽夭各不同，或夭或壽，或卒死，或病久，願聞其道。」

岐伯曰：「五臟堅固，血脈和調。肌肉解利[一]**，皮膚緻密。營衛之行，不失其常。呼吸微徐**[二]**，氣以度行。六腑化穀，津液布揚。各如其常，故能長久。」**

[一] 肌肉解利：形容肌肉之間，氣行滑順通利而沒有澀滯的現象。解，氣行之道開放。

[二] 呼吸微徐：指氣息調勻，不粗不疾。

[點評]

健康長壽的關鍵在於生理機能的協調正常。

黃帝問：「人怎樣才能活到百歲才死呢？」

岐伯說：「長壽者的人中溝深而長，鼻的部位，高大方正。營衛循行暢通無阻，面部的三停高起而不平陷，骨骼高起，肌肉豐滿，這種健壯的形體，是能活到百歲的象徵。」

黃帝曰：「人之壽百歲而死，何以致之？」

岐伯曰：「使道隧以長[一]，基牆高以方[二]。通調營衛，三部三裡起[三]，骨高肉滿，百歲乃得終。」

[一] 使道隧以長：人中溝深而且長。使道，指人中溝。馬元台：「使道者，水溝也（俗云人中）」。

[二] 基牆高以方：有三說：一指明堂。基牆高大方正，為長壽的表現。如楊上善：「鼻之明堂，牆基高大方正，為壽二也。」二指面之地部為基，即地閣部位，牆是指蕃蔽而言。高以方，是指高厚方正的意思。三指面部而言，骨骼為基，蕃蔽為牆。

[三] 三部三裡起：一說指面部的上、中、下三停。起，是高起而不平陷的意思。馬元台：「面之三裡，即三部也，皆已聳起。」三部即上中下三停。二說指身之上、中、下三部，三裡指手足陽明之脈，皆起發而平等。張志聰：「三部者，形身之上中下；三裡者，手陽明之脈，皆起發而平等也。」

【點評】

本節論述了可享百歲之壽的體表標誌。

黃帝問：「人的體氣盛衰，從幼年直到死亡的轉變，可以說來聽聽嗎？」

岐伯說：「人生到十歲，五臟才開始健全，血氣已經通暢，這時他的經氣，還在下肢，所以喜跑。到了二十歲，血氣開始旺盛，肌肉正在發達，所以喜快走。到了三十歲，五臟完全健全，肌肉堅固，血脈盛滿，所以喜歡緩行。到了四十歲，五臟六腑和十二經脈已發育很好，並且穩定。腠理開始稀疏，面部華色開始衰落，髮鬢斑白，經氣平定盛滿至極，精力已不十分充足，所以好坐。到了五十，肝氣開始衰退，肝葉薄弱，膽汁逐漸減少，眼睛開始有不明的感覺。到了六十歲，心氣開始衰退，經常有憂慮悲傷之苦，血氣運行緩慢，所以喜歡躺臥。到了七十歲，脾氣虛弱，皮膚乾枯。到了八十歲，肺氣衰退，魂魄離散，所以言語常常錯誤。到了九十歲，腎氣焦竭，肝、心、脾、肺四臟和經脈都空虛了。到了百歲，五臟就都空了，神氣也都沒有了，這時，就僅留下形體而瀕臨死亡。」

黃帝曰：「其氣之盛衰，以至其死，可得聞乎？」

岐伯曰：「人生十歲，五臟始定，血氣已通，其氣在下，故好走[一]。二十歲，血氣始盛，肌肉方長，故好趨[二]。三十歲，五臟大定，肌肉堅固，血脈盛滿，故好步[三]。四十歲，五臟六腑十二經脈，皆大盛以平定。腠理始疏，榮華頹落，髮鬢斑白，平盛不搖，故好坐。五十歲，肝氣始衰，肝葉始薄，膽汁始減，目始不明。六十歲，心氣始衰，苦憂悲，血氣懈惰，故好臥。七十歲，脾氣虛，皮膚枯。八十歲，肺氣衰，魄離，故言善誤。九十歲，腎氣焦，四臟經脈空虛。百歲，五臟皆虛，神氣皆去，形骸獨居而終矣。」

[一] 走：跑跳。
[二] 趨：快走。
[三] 步：行走。

【點評】

本節論述了隨著氣的盛衰，從出生到百歲，以十年為一個階段的生理變化規律，提示人們注意根據不同時期的生理特點來養生。

黃帝問：「有人不能享盡天年就死了，是為什麼？」

岐伯說：「那是五臟都不堅實，人中不長。鼻孔向外張開，呼吸急速。鼻樑骨低，脈小血少，肌肉不堅實。屢受風寒，血氣虛弱，經脈不通。正邪相攻，體內血氣失常，引邪深入。所以中年就會死。」

黃帝曰：「其不能終壽而死者，何如？」

岐伯曰：「其五臟皆不堅，使道不長。空外以張，喘息暴疾。又卑基牆，薄脈少血，其肉不石。數中風寒，血氣虛，脈不通。真邪相攻，亂而相引。故中壽而盡也。」

【點評】

本節論述了「不能終壽而死者」的臟腑及身體特徵和身患疾病時的症狀表現。

五味[一]

黃帝問：「希望能瞭解，穀氣五味進入五臟後，是怎樣轉輸的呢？」

伯高說：「胃像是五臟六腑營養彙聚的大海。水穀都要進入胃中，因此，五臟六腑都從胃接受水穀的精微之氣。飲食物的五味，分別進入它所喜愛之臟。味酸的，先進入肝；味苦的，先進入心；味甘的，先進入脾；味辛的，先進入肺；味鹹的，先進入腎。穀氣化生的津液，已在體內運行，因而營衛通暢，其中廢物就化為糟粕，隨著二便由上而下地排出體外。」

黃帝曰：「願聞穀氣有五味，其入五臟，分別奈何？」

伯高曰：「胃者，五臟六腑之海也。水穀皆入於胃，五臟六腑皆稟氣於胃。五味各走其所喜。穀味酸，先走肝；穀味苦，先走心；穀味甘，先走脾；穀味辛，先走肺；穀味鹹，先走腎。穀氣津液已行，營衛大通，乃化糟粕，以次傳下。」

一 本篇根據「同氣相求」、「同類相動」的理論，說明五行之間屬於同一行的事物之間具有較之其他行之間更緊密的聯繫。如酸味的穀物，與人體的肝臟同屬木，故酸味穀物進入體內，先入肝經。以此說明五穀、五菜、五果、五畜中的五種性味，對人體所起的不同作用。以及五味對於五臟疾病的宜忌。這些宜忌，都是藥物治療和飲食療法，以及病人飲食調補的基本原則，故以《五味》名篇。中醫自古有藥食同源之說，本篇對於飲食養生具有重要指導意義。

【點評】

本節論述了五味入走五臟的規律。

黃帝問：「營衛的運行怎樣呢？」

伯高說：「水穀入胃後，所化生的精微部分，從胃出後至中上二焦，經肺灌溉五臟。它在輸布於全身時，分別為兩條途徑，其清純部分化為營氣，濁厚部分化為衛氣，分別從脈內外的兩條道路運行於周身。同時所產生的大氣，則聚於胸中，稱為氣海。這種氣自肺沿咽喉而出，呼則出，吸則入，保證人體正常呼吸運動。天地的精氣，它在體內代謝的大概情況，是宗氣、營衛和糟粕三方面輸出，但另一方面又要從天地間吸入空氣與食入飲食物，以補給全身營養的需要。所以半日不吃飯，就會感到氣衰，一天不進飲食，就會感到氣少。」

黃帝曰：「營衛之行奈何？」

伯高曰：「穀始入於胃，其精微者，先出於胃之兩焦，以溉五臟。別出兩行，營衛之道。其大

天地之精氣[二]，其大數常出三入一[三]。故穀不入，半日則氣衰，一日則氣少矣。」

[一] 大氣：指宗氣。

[二] 天地之精氣：天之陽氣，地之精氣。地之精氣，指水穀精微之氣。

[三] 出三入一：歷代注家解釋不同。馬元台、張景嶽認為是指穀食之氣呼出三分，天地之氣吸入一分而言。楊上善則說：「氣海之中，穀之精氣，隨呼吸出入也。人之呼也，穀之精氣，三分出已；及其吸也，一分還入，即須資食充其腸胃之虛，以接不還之氣。」任穀庵：「五穀入於胃也，其糟粕津液宗氣分為三隧，故其大數常出三入一。蓋所入者穀，而所出者，乃化糟粕，以次傳下，其津液溉五臟而生營衛，其宗氣積於胸中，以司呼吸，其所出有三者之隧道，故穀不入半日則氣衰，一日則氣少矣。」任氏所解，似得其旨。

【點評】

本節論述營衛之氣及宗氣的生成、分佈及功能。

黃帝說：「穀物的五味，可以說來聽聽嗎？」

伯高說：「請讓我說得詳細些。在五穀裡：粳米味甘，芝麻味酸，大豆味鹹，小麥味苦，黃黍味辛。在五果裡：棗味甘，李味酸，栗味鹹，杏味苦，桃味辛。在五畜裡：牛肉味甘，犬肉味酸，豬肉味鹹，羊肉味苦，雞肉味辛。在五菜裡：葵菜味甘，韭菜味酸，豆葉味鹹，薤白味苦，蔥味辛。」

黃帝曰：「穀之五味，可得聞乎？」

伯高曰：「請盡言之。五穀：粳米甘，麻酸，大豆鹹，麥苦，黃黍辛。五果：棗甘，李酸，栗鹹，杏苦，桃辛。五畜：牛甘，犬酸，豬鹹，羊苦，雞辛。五菜：葵甘，韭酸，藿鹹，薤苦，蔥辛。」

【點評】

本節論述了五穀、五果、五畜、五菜的五味歸屬。

「五種病色所宜之味：黃色適宜甜味，青色適宜酸味，黑色適宜鹹味，紅色適宜苦味，白色適宜辣味。大凡這五種病色各有適宜之味。」

「五色：黃色宜甘，青色宜酸，黑色宜鹹，赤色宜苦，白色宜辛。凡此五者，各有所宜。」

「五臟病所宜之食：所說的五宜是指脾病宜食粳米飯、牛肉、大棗和冬葵；心病宜食麥食、羊肉、杏子和薤白；腎病宜食大豆黃卷、豬肉、栗子和藿葉；肝病宜食芝麻、狗肉、李子、韭菜；肺病宜食黃黍、雞肉、桃子、蔥。」

「五宜：所言五宜者，脾病者，宜食粳米飯、牛肉、棗、葵；心病者，宜食麥、羊肉、杏、薤；腎病者，宜食大豆黃卷、豬肉、栗、藿；肝病者，宜食麻、犬肉、李、韭；肺病者，宜食黃黍、雞肉、桃、蔥。」

【點評】

本節論述了根據五色確定適宜的五味，五臟病適宜的五穀、五果、五畜、五菜，對於病人的養生有指導意義。

「五臟病禁忌：肝病禁忌辣味，心病禁忌鹹味，脾病禁忌酸味，腎病禁忌甜味，肺病禁忌苦味。」

「五禁：肝病禁辛，心病禁鹹，脾病禁酸，腎病禁甘，肺病禁苦。」

「肝主青色，宜食甜味，粳米飯、牛肉、大棗、冬葵，都是甜味。」
「心主紅色，宜食酸味，狗肉、芝麻、李子、韭菜，都是酸味。」
「脾主黃色，宜食鹹味，大豆、豬肉、栗子、藿葉，都是鹹味。」
「肺主白色，宜食苦味，麥子、羊肉、杏子、薤白，都是苦味。」
「腎主黑色，宜食辣味，黃黍、雞肉、桃子、大蔥，都是辣味。」

「肝色青，宜食甘，粳米飯、牛肉、棗、葵，皆甘。」

「心色赤，宜食酸，犬肉、麻、李、韭，皆酸。」

「脾色黃，宜食鹹，大豆、豕肉、栗、藿，皆鹹。」

「肺色白，宜食苦，麥、羊肉、杏、薤，皆苦。」

「腎色黑，宜食辛，黃黍、雞肉、桃、蔥，皆辛。」

【點評】

本節論述了五臟主色以及適宜的五穀、五畜、五果、五菜，提示五臟病患者或者臟腑虛弱的人應該注意選擇適宜的飲食來養生。

【五味論】

黃帝問少俞說：「五味進入口中，各進入所喜的臟器，各有所發生的病變。酸味走筋，多食酸味，會使人小便不通；鹹味走血，多食鹹味，會使人發渴；辛味走氣，多食辛味，會使人心悶；苦味走骨，多食苦味，會使人嘔吐；甘味走肉，多食甘味，會使人心悶。我已知道五味食之過度，能發生這些病證，但不理解其中的道理，希望聽到其中的緣故。」

黃帝問於少俞曰：「五味入於口也，各有所走，各有所病。酸走筋，多食之，令人癃；鹹走血，多食之，令人渴；辛走氣，多食之，令人洞心；苦走骨，多食之，令人變嘔；甘走肉，多食之，令人悗心。余知其然也，不知其何由，願聞其故。」

一 本篇主要論述五味與人體經絡臟腑的關係及五味偏嗜太過所出現病理變化而引起的各種疾病，故名《五味論》。本篇提示我們，飲食五味雖然是人體營養的源泉，但五味偏嗜，失去平衡也是傷生致病之由。因此，在生活中必須注意保持飲食營養的均衡，正如《素問．生氣通天論》所云：「陰之所生，本在五味，陰之五宮，傷在五味。」

［點評］

本節論述了五味各有所走，及過嗜五味引發的病變。

少俞回答說：「酸味入胃以後，因氣味澀滯，而有收斂作用，只能行於上、中二焦，不能遽行出入。既然不出，就流於胃裡，胃裡溫和，就向下滲注到膀胱。由於膀胱之皮薄而軟，受到酸味，就會縮屈，使膀胱出口處約束不通，以致小便不暢，因此發生癃閉。人體的陰器，是周身諸筋終聚之處，所以酸味入胃而走肝經之筋。」

少俞答曰：「酸入於胃，其氣澀以收，上之兩焦[一]，弗能出入也。不出即留於胃中，胃中和溫，則下注膀胱。膀胱之胞薄以懦[二]，得酸則縮綣，約而不通，水道不行，故癃。陰者，積筋之所終也[三]，故酸入而走筋矣。」

[一] 之：動詞，行，走。兩焦：即上、中二焦。

〔二〕胞：皮。

〔三〕「陰者」兩句：陰者，指前陰而言。積筋，即諸筋或宗筋。人的前陰，就是人身諸筋終聚之處。楊上善：「人陰器，一身諸筋終聚之處。」張景嶽：「陰者，陰氣也；積筋者，宗筋之所聚也。」

黃帝問：「鹹味走血分，多食鹹味，使人口渴，為什麼？」

少俞說：「鹹味入胃以後，它所化之氣向上走於中焦，再由中焦流注到血脈，與血相和。血與鹹相和，脈就要凝澀，脈凝澀則胃的水液也要凝澀，胃的水液凝澀則胃裡乾竭，由於胃液乾竭，咽路感到焦躁，因而舌乾多渴。血脈是輸送中焦精微於周身的道路，血亦出於中焦，鹹味上行於中焦，所以鹹入胃後，就走入血分。」

黃帝曰：「鹹走血，多食之，令人渴，何也？」

少俞曰：「鹹入於胃，其氣上走中焦，注於脈，則血氣走之。血與鹹相得則凝，凝則胃中汁注之。注之則胃中竭，竭則咽路焦，故舌本乾而善渴。血脈者，中焦之道也，故鹹入而走血矣。」

黃帝問：「辛味走氣分，多食辛味，使人感覺如煙熏心，為什麼？」

少俞說：「辛味入胃以後，其氣走向上焦，上焦有受納飲食精氣以運行腠理而衛外的功能。薑韭之氣，熏至營衛，不時受到辛味的刺激，如久留在胃中，所以有如煙熏心的感覺。辛走衛氣，與衛氣同行，所以辛味入胃以後，就會和汗液發散出來。」

黃帝曰：「辛走氣，多食之，令人洞心，何也？」

少俞曰：「辛入於胃，其氣走於上焦，上焦者，受氣而營諸陽者也。薑韭之氣熏之，營衛之氣不時受之，久留心下，故洞心。辛與氣俱行，故辛入而與汗俱出。」

黃帝問：「苦味善走骨，多食令人嘔吐，為什麼？」

少俞說：「苦入胃後，五穀之氣味都不能勝過苦味。當苦味進入下脘後，三焦的氣機阻閉不通，三焦不通，則入胃之水穀，不得通調而散，胃陽受到苦味的影響而功能失常，胃氣上逆而變為嘔吐。牙齒是屬骨的部分，稱骨之所終，苦味入胃後，走骨也走齒。因此，如已入胃的苦味而重複吐出，就可以知其已經走骨。」

黃帝曰：「苦走骨，多食之，令人變嘔，何也？」

少俞曰：「苦入於胃，五穀之氣，皆不能勝苦。苦入下脘，三焦之道皆閉而不通，故變嘔。齒者，骨之所終也，故苦入而走骨，故入而復出，知其走骨也。」

黃帝問：「甘味善走肌肉，多食則令人心中煩悶，為什麼？」

少俞說：「甘味入胃後，甘氣柔弱而小，不能上達上焦，與飲食物一同留於胃中，所以胃氣也柔潤。胃柔則胃功能減弱，胃的功能減弱則腸中寄生蟲乘機而動，蟲動則使人心中悶亂。另外，由於甘味入脾，脾主肌肉，所以甘味外通於肌肉。」

黃帝曰：「甘走肉，多食之，令人悗心，何也？」

少俞曰：「甘入於胃，其氣弱小，不能上至於上焦，而與穀留於胃中者，令人柔潤者也。胃柔則緩，緩則蟲動，蟲動則令人悗心。其氣外通於肉，故甘走肉。」

【點評】

以上五節論述了「癃」、「渴」、「洞心」、「變嘔」、「悗心」的形成機理，故篇名《五味論》，而上篇無發病機理的論述，故稱「五味」而不稱「論」。

【邪客】

黃帝問伯高說：「邪氣侵犯人體，有時使人不能閉目入睡安臥，是什麼氣造成的？」

伯高說：「飲食五穀進入胃中，它的糟粕、津液、宗氣分為三條隧道。宗氣積聚在胸中，上出喉嚨，貫通心脈，而行呼吸。營氣分泌津液，灌注到脈中，化為血液，向外營養四肢，向內灌注五臟六腑，循行於周身與晝夜百刻計數相應。衛氣是水穀化生的慓悍之氣，首先循行於四肢的分肉、皮膚之間，而不停息。白天出表，夜間入裡，常以足少陰腎經為起點，循行於五臟六腑。如有邪氣侵入五臟六腑，使得衛氣只能行於陽分，而不得入於陰分。衛氣只能循行於陽分，則陽氣偏盛，陽氣偏盛則使陽脈氣充滿，不得入於陰分，而致陰虛，所以不能閉目而眠。」

黃帝問於伯高曰：「夫邪氣之客人也，或令人目不瞑、不臥出者[二]，何氣使然？」

伯高曰：「五穀入於胃也，其糟粕、津液、宗氣分爲三隧[三]。故宗氣積於胸中[四]，出於喉嚨，以貫心脈，而行呼吸焉。營氣者，泌其津液，注之於脈，化以爲血，以榮四末，內注五臟六腑，以應刻數焉[五]。衛氣者，出其悍氣之慓疾，而先行於四末分肉皮膚之間，而不休者也。晝行於

陽[六]，夜行於陰，常從足少陰之分間[七]，行於五臟六腑。今厥氣客於五臟六腑，則衛氣獨衛其外，行於陽，不得入於陰。行於陽則陽氣盛，陽氣盛則陽滿，不得入於陰，陰虛故目不瞑。」

一 本篇從內容上看，可分為三個相對獨立的部分。首先以邪氣客人，使人發生不眠證，來說明衛氣、營氣、宗氣的運行及生理作用，並提出了治療失眠症的有效方劑。其次，用取類比象的方法，把人身形肢節，與日月星辰、山川草木等相互比擬，說明了天人相應的道理。最後論述了手太陰、手厥陰之屈折循行及手少陰無輸的道理和持針縱舍及針刺宜忌等。因以「邪氣之客人」開篇，故以《邪客》名篇。本書僅選注評析其中論失眠的部分。另外，《靈樞．口問》有與此相關的論「欠」（打哈欠）的內容，一併附於此。

二 出：疑為衍文。

三 三隧：張景嶽：「隧，道也。糟粕之道，出於下焦，津液之道，出於中焦，宗氣之道，出於上焦。故分為三隧。」隧，本意為地下的通道。中醫借指人體的各種通道。

四 胸中：此指膻中，為上氣海。

五 以應刻數：古代一晝夜分為一百刻，以計時。從明代以後才有二十四小時分法，一小時約四刻強。營氣循行周身，一晝夜為五十周次，恰與百刻之數相應。

六 晝行於陽：衛氣白天行於陽分，從足太陽膀胱經開始。

七 「夜行」兩句：衛氣夜行於陰分，以足少陰腎經為起點。

【點評】

本節首先論述了宗氣、營氣、衛氣的生理功能，接著論述了「目不瞑」（失眠）的機理。衛氣在正常情況下「晝行於陽，夜行於陰，常從足少陰之分間，行於五臟六腑」。由於「厥氣客於五臟六腑」，使得「衛氣獨衛其外，行於陽，不得入於陰」。「行於陽則陽氣盛，陽氣盛則陽滿，不得入於陰，陰虛故目不瞑」。可見，失眠的關鍵在於「陽滿」而「陰虛」。失眠是臨床上常見的疾病，失眠雖然沒有可見的外在身體症狀，但卻給病人帶來極大的痛苦，嚴重地影響病人的工作和生活。失眠的原因很多，如憤怒抑鬱等情志所傷；飲食不節；素體虛弱，心腎不交；思慮過度，勞傷心脾；心虛膽怯，心神不寧等。

由失眠給人帶來的痛苦，我們可以反推，睡眠對於生命，對於養生具有何等重要的意義。人生三分之一的時間是在睡眠中度過的，可見睡眠對於生命的重要性。世界上沒有不睡眠的人。曾經看到過一個報導說有個人多少年不睡覺。後來科學家研究發現，這個人的生理好像和別人不一樣，雖然睜著眼睛，實際上也有睡眠。雖然沒有人不睡覺，但有很多人卻不會睡覺，準確地說不會科學地睡眠。就是在應該睡覺的時候不睡，不應該睡覺的時候大睡。這種惡習長期不改，對身體傷害是極大的，對養生非常不利。

這種在睡眠上陰陽顛倒的事，在古代是不存在的。因為古人在主觀上持「日出而作，日入而息」的觀念，而且在客觀上，受條件限制，古人沒有電和電燈，也不可能點燈熬油，深夜不睡，所以古人的生活自然合乎陰陽之道。在這個問題上，古人沒有強調，因為當時不存在這個問題。但是，電燈的發明，打破了晝夜的區別，給人帶來了更大的自由，同時也帶來了很大的副作用。很多人熱衷於夜生活，晝夜顛倒，且自以為很時尚。實際上違逆了天道，對身心健康，有百害而無一利。

一份《女性每天睡眠太少容易罹患癌症》的資料說：「英國《每日郵報》報導，每天睡眠不足六小時的女性，罹患乳癌的風險將會增加超過百分之六十。這篇發表在《英國癌症期刊》的研究報告說，蠟燭兩頭燒的人，會大大提高罹患可能致命腫瘤的機率。科學家相信，睡眠不正常會擾亂身體分泌攸關重要荷爾蒙『褪黑激素』，這種荷爾蒙在預防癌症上扮演重要角色。日本科學家追蹤將近兩萬四千名婦女的生活習慣長達八年，他們的研究結果，提供截至目前為止的最強有力證據，證明獲得充足睡眠，攸關預防乳房腫瘤。研究人員發現，相較於睡足七小時者，每晚僅睡六小時或不足六小時的女性，罹患乳癌的機率高出百分之六十二。平均每晚睡九小時的女性，罹患腫瘤的風險則下滑百分之二十八。領導這項研究的柿崎真沙子說：『我們發現睡眠時間和癌症之間關係很密切。只睡六小時或不足六小時的人，罹癌風險明顯增高。』人類睡覺時，大腦會分泌褪黑激素來調節生理時鐘，研究人員懷疑，這種荷爾蒙藉由控制雌激素的分泌量，在預防乳癌上扮演重要角色。目前已知不少乳癌的形成都跟雌激素有關。位於日本仙台的東北大學醫學研究所科學家，針對參與健康與生活習慣調查的年齡介於四十到七十九歲婦女的調查資料展開研究，這項調查包括詢問睡眠時間在內。在長達八年追蹤調查期間，有一百四十三名受訪者被診斷出罹患乳癌。研究人員分析罹癌對象的睡眠習慣時，發現睡得太晚、起得太早，都有很大影響。報導引述英國癌症研究中心表示，越來越多研究報告指向睡眠不足和癌症有關聯。」

另一個《肝癌的最新發現》資料說，肝的致命傷原因如下：

一、晚睡晚起為最大致命傷。二、早上不排便。三、暴飲暴食。四、不吃早餐透支體力而不自知。五、服用藥物過度。六、防腐劑、添加物、色素、人工甘味（如：沙茶醬）。七、不當的油脂（如：色拉油為不穩定油）烹調儘量少用油，即便用油，用好油；疲倦時不吃油炸物，若要吃趁精神好時吃。八、不生食

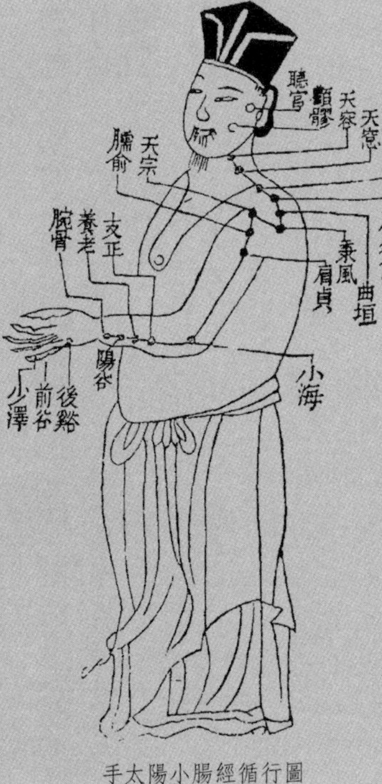

手太陽小腸經循行圖

（完全熟食）亦不利肝。

九、錯誤的價值觀，只追求卓越，欠缺和平、博愛。

十、急躁。

原因：晚上九至十一點為免疫系統（淋巴）排毒時間，此段時間應安靜或聽音樂。倘若此時，作母親的仍處於焦慮狀態，如洗碗盤、盯孩子功課，對健康不利。晚間十一至凌晨一點，肝的排毒，需在熟睡中進行。凌晨一至三點，膽的排毒亦同。凌晨三至五點，肺的排毒，此即為何咳嗽的人在這段時間咳得最劇烈；因排毒動作已走到肺經，不應用止咳藥，以免抑制廢積物的排除。凌晨五至七點，大腸的排毒，應上廁所排便。凌晨七至九點，小腸大量吸收營養的時段，應吃早餐。療病者最好早吃，在六點半前，養生者在七點半前，不吃早餐者應改變習慣，即使拖到九、十點吃都比不吃好。晚睡晚起混亂整個排毒過程；另外，半夜至凌晨四點為脊椎造血時段，必須熟睡，不宜熬夜。

可見，現代科學的調查已經發現不按時充分地睡眠與疾病的密切關係。

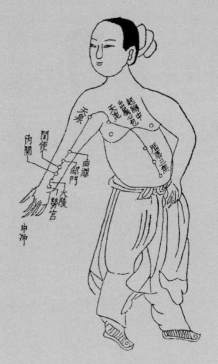

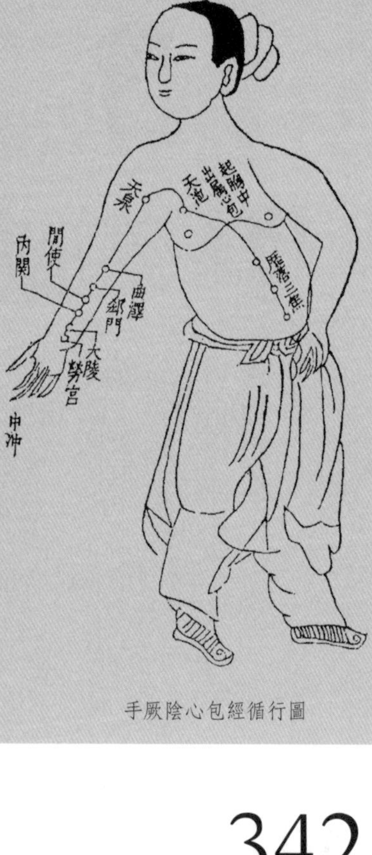

手厥陰心包經循行圖

中醫認為經脈之氣的循行與晝夜有關，十二經脈之氣各旺於一個時辰。手太陰肺經旺於寅時（三至五點），手陽明大腸經旺於卯時（五至七點），足陽明胃經旺於辰時（七至九點），足太陰脾經旺於巳時（九至十一點），手少陰心經旺於午時（十一至十三點），手太陽小腸經旺於未時（十三至十五點），足太陽膀胱經旺於申時（十五至十七點），足少陰腎經旺於酉時（十七至十九點），手厥陰心包經旺於戌時（十九至二十一點），手少陽三焦經旺於亥時（二十一至二十三點），足少陽膽經旺於子時（二十三至凌晨一點），足厥陰肝經旺於丑時（一至三點）。

懂得以上道理，我們就應該遵循自然規律，按時作息，這就是「休息」。休息者，休而復息，只有修養好了，才能更好的工作生活。

「黃帝說：「好！怎樣治療呢？」

伯高說：「用針刺補其陰分的不足，瀉其陽分的有餘，調理虛實，溝通陰陽交會的隧道，從而消除邪氣。再飲用半夏湯一劑，使陰陽經氣暢通，馬上可以安臥入睡。」」

黃帝曰：「善。治之奈何？」

伯高曰：「補其不足，瀉其有餘[一]，調其虛實，以通其道[二]，而去其邪。飲以半夏湯一劑，陰陽已通，其臥立至。」

[一]「補其」兩句：指針刺補瀉。張景嶽：「此針治之補瀉也。補其不足，即陰精所出，足少陰之照海也。瀉其有餘，即陽所出，足太陽之申脈也。若陰勝陽而多臥者，自補陽瀉陰矣。」

[二] 以通其道：溝通陰陽經脈交會的隧道。

［點評］

本節論述了失眠的治法。

附：《靈樞·口問》之欠。

黃帝問：「人打呵欠，是什麼氣所致？」

岐伯回答說：「衛氣白天循行陽分，夜間循行陰分。陰氣主夜，入夜則睡眠。陽氣升發而主上，陰氣沉降而主下。所以人在夜間將睡之時，陰氣聚集於下部，陽氣還未全入陰分，陽仍有引氣上升的作用；而同時，陰氣開始引陽氣向下降，陰陽上下相引，於是連連呵欠。等到陽氣都入陰分，陰氣大盛時，就能閉目安眠；等到陰氣盡而陽氣盛，就醒了。這樣的症狀，瀉足少陰經，補足太陽膀胱經。」

黃帝曰：「人之欠者，何氣使然？」

岐伯答曰：「衛氣晝日行於陽，夜半則行於陰。陰者主夜，夜者臥。陽者主上，陰者主下。故陰氣積於下，陽氣未盡，陽引而上，陰引而下，陰陽相引，故數欠。陽氣盡，陰氣盛，則目瞑；陰氣盡而陽氣盛，則寤矣。瀉足少陰，補足太陽。」

〔點評〕

呵欠是陰陽相引出現的生理反應，是促人入睡的信號，尊生者宜遵守。

【附錄：《內經》養生名言】

《上古天真論》

法於陰陽，知於術數，

食飲有節，起居有常，不妄作勞。

虛邪賊風，避之有時；

恬惔虛無，真氣從之；

精神內守，病安從來？

適嗜欲於世俗之間，無恚嗔之心。

行不欲離於世，舉不欲觀於俗。

外不勞形於事，內無思想之患。

以恬愉為務，以自得為功。

《四氣調神大論》

夜臥早起，廣步於庭。

被髮緩形，以使志生。

夜臥早起，無厭於日。

早臥早起，與雞俱興。

使志安寧，以緩秋刑。

早臥晚起，必待日光。

聖人春夏養陽，秋冬養陰。

陰陽四時者，萬物之終始也，死生之本也。

道者，聖人行之，愚者背之。

不治已病治未病，不治已亂治未亂。

《生氣通天論》

自古通天者，生之本，本於陰陽。

蒼天之氣，清淨則志意治，順之則陽氣固。

雖有賊邪，弗能害也。

聖人傳精神，服天氣而通神明。
陽氣者若天與日，失其所，則折壽而不彰。
陽氣者，精則養神，柔則養筋。

陰者，藏精而起亟也；
陽者，衛外而為固也。

聖人陳陰陽，筋脈和同，
骨髓堅固，氣血皆從。
因而強力，腎氣乃傷，高骨乃壞。

陰平陽秘，精神乃治；
陰陽離決，精氣乃絕。

冬傷於寒，春必病溫。

陰之所生，本在五味；
陰之五宮，傷在五味。

謹和五味，骨正筋柔，
氣血以流，腠理以密，
如是則骨氣以精。
謹道如法，長有天命。
夫精者，身之本也。
故藏於精者，春不病溫。

《陰陽應象大論》

陰陽者，天地之道也，
萬物之綱紀，變化之父母，
生殺之本始，神明之府也，
治病必求於本。

壯火之氣衰，少火之氣壯。

陰在內，陽之守也；
陽在外，陰之使也。
知之則強，不知則老，故同出而名異耳。
智者察同，愚者察異。

聖人為無為之事，樂恬惔之能，

從欲快志於虛無之守，
故壽命無窮，與天地終。
見微得過，用之不殆。

形不足者，溫之以氣；
精不足者，補之以味。

《移精變氣論》

動作以避寒，陰居以避暑。標本已得，邪氣乃服。

《湯液醪醴論》

病為本，工為標；標本不得，邪氣不服。

《臟氣法時論》

毒藥攻邪，五畜為益，五菜為充。
五穀為養，五果為助，

《宣明五氣》

五勞所傷：
久視傷血，久臥傷氣，
久坐傷肉，久立傷骨，
久行傷筋，
是謂五勞所傷。

《寶命全形論》

人以天地之氣生，四時之法成。道無鬼神，獨來獨往。

《痹論》

飲食自倍，腸胃乃傷。

《五常政大論》

陰精所奉其人壽，陽精所降其人夭。

必先歲氣，無伐天和。

無代化，無違時，
必養必和，待其來復。
大毒治病，十去其六；
常毒治病，十去其七；
小毒治病，十去其八；
無毒治病，十去其九；
穀肉果菜，食養盡之，
無使過之，傷其正也。

《壽夭剛柔》

形與氣相任則壽，不相任則夭。血氣經絡勝形則壽，不勝形則夭。
皮與肉相裹則壽，不相裹則夭。

《本神》

天之在我者德也，地之在我者氣也，德流氣薄而生者也。

故智者之養生也，必順四時而適寒暑，和喜怒而安居處，節陰陽而調剛柔，如是則僻邪不至，長生久視。

《終始》

散氣可收，聚氣可布。深居靜處，占神往來。

《五變》

犯者得之，避者得無殆，非求人而人自犯之。

養生經典系列

養生寶典

《黃帝內經》中國現存最早的醫學典籍

錢超塵　主編
姚春鵬　評注

責任編輯　程豐餘
書籍設計　黃沛盈
出　　版　天健出版社
香港北角英皇道四九九號北角工業大廈二十樓
NATURAL HEALTH PRESS
20/F, North Point Industrial Building,
499 King's Road, North Point, Hong Kong

香港發行　香港聯合書刊物流有限公司
香港新界大埔汀麗路三十六號三字樓

印　刷　中華商務彩色印刷有限公司
香港新界大埔汀麗路三十六號十四字樓

版　次　二〇一三年五月香港第一版第一次印刷

規　格　特十六開（150mm×210mm）三五二面

國際書號　ISBN 978-962-8823-32-1